Familienpsychologie und systemische Familientherapie

Klaus A. Schneewind

Familienpsychologie und systemische Familientherapie

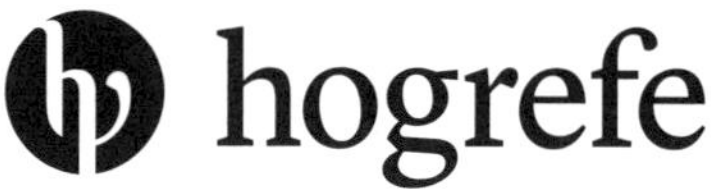

Prof. em. Dr. Klaus A. Schneewind, geb. 1939. 1959–1964 Studium der Psychologie, 1964 Promotion und 1964–1970 Wissenschaftlicher Assistent an der Friedrich-Alexander-Universität Erlangen-Nürnberg. 1968–1970 Freistellung als Research Associate an der University of Illinois, Champaign-Urbana. 1970–1977 Professur an der Universität Trier. 1977–2008 Professur an der Ludwig-Maximilians-Universität München. 2013–2017 Seniorprofessur an der Psychologischen Hochschule Berlin.

Bibliografische Information der Deutschen Nationalbibliothek
Die Deutsche Nationalbibliothek verzeichnet diese Publikation in der Deutschen Nationalbibliografie; detaillierte bibliografische Daten sind im Internet über http://dnb.dnb.de abrufbar.

Hogrefe Verlag GmbH & Co. KG
Merkelstraße 3
37085 Göttingen
Deutschland
Tel. +49 551 999 50 0
Fax +49 551 999 50 111
verlag@hogrefe.de
www.hogrefe.de

Umschlagabbildung: © iStock.com by Getty Images / NicoElNino
Satz: Matthias Lenke, Weimar
Druck: Media-Print Informationstechnologie GmbH, Paderborn
Printed in Germany
Auf säurefreiem Papier gedruckt

1. Auflage 2019

(E-Book-ISBN [PDF] 978-3-8409-2950-2; E-Book-ISBN [EPUB] 978-3-8444-2950-3)
ISBN 978-3-8017-2950-9
http://doi.org/10.1026/02950-000

Vorwort

Dieses Buch versucht einen gewagten Spagat, indem es die Vielfalt des Familienlebens aus der Perspektive der Familienpsychologie und der systemischen Familientherapie beleuchtet und auf Möglichkeiten für ein gelingendes Familienleben verweist. Dass die Familienpsychologie und die systemische Familientherapie zwei „ungleiche Schwestern" seien, wurde 2012 in einem Editorial der Zeitschrift „Familiendynamik" von Arist von Schlippe und dem Autor des vorliegenden Buchs deutlich zum Ausdruck gebracht. Es hieß in diesem Editorial allerdings auch, dass beide Disziplinen „füreinander bedeutsame Umwelten" seien und dass sie als solche in der Lage sind, „sich gegenseitig dazu anzuregen und sich weiterzuentwickeln" (vgl. Schneewind & von Schlippe, 2012, 2, S. 81).

In diesem Sinne versteht sich dieser Band – trotz der „ungleiche Schwestern"-Metapher – als Beleg dafür, dass beide Schwestern gar nicht so „ungleich" sind. Zumal wenn es darum geht, das Spektrum von Familienbeziehungen auszuloten und gegebenenfalls Veränderungen präventiver und – falls erforderlich – systemisch-beraterischer bzw. -therapeutischer Natur auf den Weg zu bringen sowie deren Wirksamkeit zu belegen. Sofern das gelingt, kann dies auch zum Gelingen eines zufriedenstellenden Familienlebens für alle Beteiligten beitragen.

Abschließend noch ein kleiner aber nicht unbedeutender Hinweis in eigener Sache: Ich habe bei der generalisierenden Erwähnung von Repräsentanten der Themenbereiche Familienpsychologie und systemische Familientherapie keine Geschlechtsdifferenzierung vorgenommen (z. B. Familienpsychologinnen und Familienpsychologen oder Systemische Familientherapeutinnen und Familientherapeuten), sondern mich entschlossen, in diesem Fall aus Lesbarkeitsgründen die männliche Variante zu wählen.

Klaus A. Schneewind

Inhaltsverzeichnis

III. Systemische Familientherapie: Grundlagen, Anwendung und Wirksamkeit

I. Vom Zustand der Familie in Deutschland

1 Familienleben im gesellschaftlichen Blickfeld

Auf der Basis einschlägiger empirischer Daten aus unterschiedlichen Bereichen der Familienforschung sollen die folgenden vier Themen ausführlicher dargestellt werden.

1.1 Das allmähliche Verschwinden der „Familie" in Deutschland

Überblick

Wir alle sind Familienmenschen: Jeder von uns hat einen Vater und eine Mutter. Biologisch betrachtet sind wir eingebunden in die stetige Abfolge des Parentalen und Filialen. Allerdings hat sich in Deutschland die Anzahl der Geburten seit dem Jahr 1960 nahezu halbiert und bleibt deutlich unter dem Kriterium der „Bestandserhaltung der Bevölkerung". Dies zeigt sich u.a. auch in den aktuellen Befunden des haushaltsbezogenen Mikrozensus der Bundesrepublik Deutschland, wonach Familien (d.h. Paare mit Kindern und Alleinerziehende) den geringsten Anteil an Haushalten darstellen.

Unbestritten ist, dass wir – ob wir es wollen oder nicht – alle Familienmenschen sind. Dies hat der Familientherapeut Duss-von Werdt (1980, S. 18) klar zum Ausdruck gebracht, wenn er feststellt: „Jeder hat Vater und Mutter, selbst wenn er sie nie erlebt und gekannt hat. Er ist und bleibt ihr Kind." Und er fährt fort, dass „man nie niemandes Kind" ist und dass „diese zwei Existenzdimensionen des Kindlichen und Elterlichen ... den Familienmenschen" ausmachen, da diese „jeder Form von tatsächlich wahrgenommener Elternschaft und konkret erfahrener Eltern-Kind-Beziehung als deren Bedingung" vorausliegen.

Man denke dabei an die auch in Deutschland im Jahr 2000 – erstmalig in Hamburg – eingeführten Babyklappen, in denen bis Januar 2012 bereits 278 neugeborene Kinder anonym abgelegt wurden, die nie ihre leiblichen Eltern kennenlernten (vgl. Continho & Krell, 2011). Dennoch sind diese Kinder, ob sie es wollen oder nicht, genetisch mit ihren leiblichen Eltern verbunden. Diese genetische Grundausstattung beeinflusst nicht nur ihre persönliche Entwicklung, sondern – wenn es dazu kommen sollte – auch ihre spätere familiale Entwicklung im Kontext von Paar- und Eltern-Kind-Beziehungen (vgl. Kandler, 2013; Lenz, 2012).

Was aber ist nun eigentlich unter dem Begriff *Familie* zu verstehen? Der Familiensoziologe Schneider (2012, S. 97) lässt zunächst einmal aufhorchen, wenn er behauptet: „Die Familie gibt es nicht." Dann aber fährt er fort: „Vielmehr ist von einer Vielfalt familialer Lebensformen auszugehen ... Bei aller gesellschaftlichen Prägung, Familie ist auch ein individuelles Beziehungsgefüge, das durch Individuen hervorgebracht, gelebt und gestaltet wird. Typische Muster und Gestaltungsformen geben der Familie ihr jeweiliges Gesicht und wirken zugleich zurück auf die Gesellschaft". Das Verständnis von *Familie* konzentriert sich dabei auf unterschiedliche selbstgestaltete Lebensformen im Kontext gesellschaftlicher Gegebenheiten.

Eine allgemein verbreitete Auffassung zu dem, was Familie ist, stammt vom ehemaligen Bundespräsidenten Horst Köhler, die er anlässlich einer Anfang 2006 beim Jahresempfang der Evangelischen Akademie Tutzing gehaltenen Rede formuliert hat. Er sagte: „Familie ist da, wo Kinder sind", wobei er freilich nicht auch zum Beispiel Schulklassen oder Sportvereine, in denen es ja auch Kinder gibt, gemeint hat.

Ein weiterer Ansatz zur Festlegung des Familienbegriffs findet sich im jährlich durchgeführten Mikrozensus der Bundesrepublik Deutschland. Dieser repräsentiert die Befragung von 1% der Bewohner und Bewohnerinnen aller bundesdeutschen Haushalte und erlaubt somit eine Einschätzung der Familien- und Lebensformen in Deutschland. Im Mikrozensus wird unterschieden, ob es sich um Haushalte mit und ohne Partner bzw. Partnerin sowie um Haushalte mit Kindern und ohne Kinder handelt.

Der Familienbegriff im Mikrozensus umfasst Familien im Sinne einer zweigenerationalen Perspektive lediglich Ehepaare, nichteheliche und gleichgeschlechtliche Lebensgemeinschaften mit Kindern sowie Alleinerziehende mit Kind(ern). Hingegen werden Ehepaare und Lebensgemeinschaften sowie Alleinstehende (darunter auch Alleinlebende) ohne Kind(er) nicht als Familien bezeichnet. Bezogen auf das Jahr 2016 wurden rund 830.000 Personen in rund 370.000 Haushalten befragt (Statistisches Bundesamt, 2017b; im Folgenden jeweils gerundete Zahlen).

Auch wenn inzwischen eine leichte Erholung des Geburtendefizits stattgefunden hat, besteht in der Relation von Geburten und Sterbefällen seit 1972 ein Negativsaldo zu Ungunsten der Geburten. Für das Jahr 2015 standen 737.575 Geburten 925.200 Sterbefälle entgegen, was einem Geburtendefizit von 187.625 Neugeborenen entspricht.

Wenn das Verständnis von Familie mit der Geburt von Kindern, d.h. einer wenigstens zwei Generationen umfassenden Perspektive, im Zusammenhang steht, dann zeigt sich auch für den Zeitraum seit 1960, dass die Zahl der Lebendgeburten in Deutschland - abgesehen von kleineren Ausreißern für die Jahre 1990 und 2016 - stetig abgenommen hat (vgl. Tab. 1). Dabei ist der aktuelle Geburtenzuwachs zu 3 % auf deutsche und zu 25 % auf nichtdeutsche (vor allem afghanische, irakische und türkische) Frauen zurückzuführen.

Tabelle 1: Lebendgeburten in Deutschland (eigene Berechnungen auf Basis von Daten des Instituts der deutschen Wirtschaft Köln e.V., n.d., und des Statistischen Bundesamts, 2017d)

Jahr	Lebendgeburten (in Millionen)	In Prozent von 1960
1960	1.26	100
1970	1.04	83
1980	0.87	69
1990	0.91	72
2000	0.76	60
2016	0.79	63

Demnach hat sich die Zahl der jährlichen Geburten von 1960 bis 2015 um 520.000 Geburten (bzw. prozentual um 41 %) verringert. Sofern diese Entwicklung als linearer Trend anhalten würde, gäbe es in 55 Jahren - also im Jahr 2080 - in Deutschland keine Geburten mehr (so viel nur zur Problematik linearer Trends im Kontext von zweifelhaften linearen Prognosen).

Die zusammengefasste Geburtenziffer, d.h. die Summe der 30 bzw. 35 altersspezifischen Geburtenziffern der Altersjahrgänge 15 bis 45 bzw. 49 für ein bestimmtes Kalenderjahr, betrug für das Jahr 2015 in Deutschland 1.50 Kinder je Frau - ein Wert, der nach zuvor niedrigeren Geburtenziffern erstmalig nach 33 Jahren wieder erreicht wurde. Im Jahr 2014 betrug die zusammengefasste Geburtenziffer noch 1.47 Kinder je Frau oder weniger statistisch mit Blick auf „ganze" Kinder ausgedrückt: 2015 wurden im Vergleich zu 2014 pro 1.000 Frauen 27 Kinder mehr geboren. 2016 hat sich die Geburtenrate nochmals um 7 % erhöht, was vor allem auf eine höhere Geburtenrate zugewanderter Frauen zurückzuführen ist: für deutsche Mütter beläuft sich der Zuwachs - wie bereits erwähnt - auf 3 %, während er bei ausländischen Müttern 25 % beträgt (Statistisches Bundesamt, 2018).

Vor diesem Hintergrund rechnet das Statistische Bundesamt bereits in seiner im Jahr 2017 erstellten Prognose zum Thema „Lebendgeborene" bis zum Jahr 2060 bei stärkerer Zuwanderung mit einer Geburtenrate von 1.6 Kindern pro Frau und bei schwächerer Zuwanderung mit einer niedrigen Geburtenrate von 1.4 Kindern pro Frau (oder wieder auf „ganze" Kinder bezogen: 16 Kinder bzw. 14 Kinder pro 10 Frauen). Wenn diese Prognosen zutreffen, muss man davon ausgehen, dass von den 16 bzw. 14 Kindern pro 10 Frauen im Schnitt die eine Hälfte der Kinder männlichen und die andere Hälfte weiblichen Geschlechts ist. Mit anderen Worten: da bekanntermaßen ausschließlich Frauen Kinder bekommen können, käme es in Deutschland auf Dauer zu einer deutlichen Bevölkerungsschrumpfung und damit auch zu einer immer geringer werdenden Möglichkeit, eine Familie zu gründen.

Hinzu kommt, dass sich – nach den Ergebnissen der 13. koordinierten Bevölkerungsvorausberechnung für Deutschland – die Schere zwischen gestorbenen und geborenen Personen in Deutschland immer weiter öffnet. Nach der Prognose für das Jahr 2060 wird erwartet, dass die Anzahl der zu diesem Zeitpunkt Gestorbenen mit rund einer Million doppelt so groß ist wie die Zahl der Geborenen mit rund 500.000 Kindern (Statistisches Bundesamt, 2017b).

Vor diesem Hintergrund wird verständlich, dass die Repräsentanten der deutschen Wirtschaft zum Ausgleich des Mangels an Erwerbsfähigen eine entsprechende Zuwanderung von Arbeitskräften fordern und insofern – im Gegensatz zu manch anderen – einer Zuwanderung von Ausländern und ihren Familien positiv gegenüberstehen (vgl. Bonin, 2014; Barslund et al., 2015).

1.2 Die Pluralisierung von Familienformen hat zugenommen

Überblick

Neben „traditionellen" Familien (d.h. verheiratete und genetisch nicht verwandte Eltern unterschiedlichen Geschlechts mit wenigstens einem eigenen Kind) hat auch rechtlich eine Reihe weiterer Familienformen an Bedeutung gewonnen (z.B. „Stief"-, „Patchwork"-, „Regenbogen-, „Queer"-, „Polyamore"- „Transsexuelle" bzw. „Transidente"- sowie neuerdings auch „Schwulen- und Lesben"-Familien). Darüber hinaus kann es womöglich nach einer aktuellen Entscheidung des Deutschen Ethikrats bald auch Geschwisterfamilien mit eigenen Kindern geben.

„*Die* Familie gibt es nicht", behaupten Seiffge-Krenke und Schneider (2012, S. 16), wobei die Betonung auf „*Die*" als einer einzigen Variante von Familie liegt. Vielmehr gibt es unterschiedliche Familienleitbilder, die in einer vom Bundesinstitut für Bevölkerungsforschung (2013) herausgegebenen Publikation zum Thema Familienbilder auf der Basis einer repräsentativen Stichprobe von 5.000 Personen im Alter von 20 bis 39 Jahren dargestellt wurden. Vorgegeben waren sieben Konstellationen von Familienleitbildern, die – ausgedrückt in Prozentanteilen – von den Befragten als Familienleitbild bezeichnet wurden (Bundesinstitut für Bevölkerungsforschung, 2013, S. 10):

- Heterosexuelles Paar mit Kindern: 100 %
- Ein unverheiratetes heterosexuelles Paar mit Kindern: 97 %
- Ein homosexuelles Paar mit eigenen Kindern: 88 %
- Eine Mutter, die mit einem neuen Partner unverheiratet zusammenlebt: 85 %
- Eine alleinerziehende Mutter: 82 %
- Ein heterosexuelles Ehepaar ohne Kinder: 68 %
- Ein unverheiratetes Paar ohne Kinder: 33 %

Mit Bezug auf den haushaltsbezogenen Mikrozensus 2013 hat Schneider (2015) für Deutschland den prozentualen Anteil folgender Lebensformen zusammengestellt:

- Ehepaare mit ledigen Kindern im Haushalt: 19 %
- Lebensgemeinschaften mit ledigen Kindern im Haushalt: 2 %
- Ehepaare ohne Kinder im Haushalt: 24 %
- Lebensgemeinschaften ohne Kinder im Haushalt: 5 %
- Alleinerziehende: 7 %
- Alleinwohnende: 39 %
- Alleinstehende: 5 %

Ein anderer Aspekt zum Verständnis von Familie zeigt sich, wenn junge Erwachsene (d. h. 18- bis 30-Jährige) nach ihrer Idealvorstellung einer Familienform gefragt werden (vgl. https://tinyurl.com/idealvorstellung). Mit geringen Unterschieden ergibt sich für Männer und Frauen ein sehr ähnliches Bild: es ist die sogenannte Kernfamilie, wonach beide Elternteile mit ihrem Kind bzw. ihren Kindern zusammenleben, die bei Männern (68 %) und Frauen (67 %) eindeutig eine Spitzenposition einnimmt.

Das Leben in einer *Großfamilie* mit drei Generationen (d. h. Großeltern, Eltern und Kinder unter einem Dach oder in naher Nachbarschaft) wird von 19 % (Männer) und 20 % (Frauen) als ideale Familienform betrachtet. Hingegen fallen gleichgeschlechtliche Paare mit Kind bzw. Kindern mit 4 % (Männer) und 2 % (Frauen) sowie Patchworkfamilien (d. h. Paare mit einem Kind oder mehreren Kindern aus früheren Beziehungen) mit jeweils 1 % der Männer und Frauen deutlich zurück. Den geringsten Zuspruch als Idealfamilie erhält mit jeweils 0 % die Familienform der Alleinerziehenden, die mit einem oder mehreren Kindern zusammenleben (Welche der folgenden Familienformen ist Ihre Idealvorstellung? [in Prozent], n. d.).

Ein weiterer empirischer Befund bezieht sich auf eine aktuelle bevölkerungsrepräsentative Befragung bezüglich der Bedeutung von Familienformen in den kommenden 20 Jahren. Dabei zeigt sich die Überzeugung, dass insbesondere *Patchworkfamilien* mit 83 % – gefolgt von gleichgeschlechtlichen Paaren mit Kindern (80 %) und auch Alleinerziehenden (69 %) – an Bedeutung gewinnen werden. Hingegen werden traditionelle Kernfamilien für 34% der Befragten an Bedeutung verlieren. Für das Leben von Großfamilien, beläuft sich der Verlust an Bedeutung sogar auf 61% der Befragten (Die Zukunft der Familie, Forsa Studie im Auftrag der Zeitschrift ELTERN, 2015).

Was den Familienbildungsprozess anbelangt, gibt es im gegenwärtigen deutschen Recht nur noch wenige Eheverbote, die in den §§1306ff. des Bürgerlichen Gesetzbuchs (BGB) aufgezählt sind. Demnach ist eine Eheschließung bei bestehender Ehe, d.h. eine Doppelehe, strafbar. Gleiches gilt für Lebenspartnerschaften im Sinne eines Verbots von Bi- und Polygamie gemäß §172 StGB. Darüber hinaus besteht auch ein Verbot der Verwandtenheirat. Demzufolge darf eine Ehe nicht geschlossen werden zwischen Blutsverwandten gerader Linie und zwischen voll- oder halbgebürtigen Geschwistern. Gleichermaßen gilt ein derartiges Verbot auch für adoptierte Kinder im Verhältnis zu den Adoptiveltern und deren Verwandten.

Im Übrigen betrifft ein solches Verbot auch den sogenannten „einvernehmlichen Geschwisterinzest". Hierzu hat allerdings der deutsche Ethikrat in einer 2014 veröffentlichten Stellungnahme „mehrheitlich dafür plädiert, den einvernehmlichen Beischlaf unter erwachsenen Geschwistern nicht mehr unter Strafe zu stellen", ohne dass dieser Appell bislang rechtlich anerkannt worden ist (vgl. Deutscher Ethikrat, 2015). Zu weiteren Diskussionen bezüglich dieser Thematik sei auf den im Internet abrufbaren Beitrag „Ehen zwischen Verwandten – was geht? Was geht nicht? Und warum?" auf www.ehe.de verwiesen.

Nicht nur Eheschließungen zwischen Verwandten, sondern auch zwischen gleichgeschlechtlichen Paaren sowie den sogenannten Regenbogen- und Queer-Familien mit Kindern, stellen eine gesellschaftliche Herausforderung dar, wenn auch unterschiedlicher Art. Dies vor dem Hintergrund, dass es nach den Informationen des Statistischen Bundesamts in Deutschland im Jahr 2015 insgesamt rund 94.000 Paare gab, „die in einer gleichgeschlechtlichen Lebensgemeinschaft lebten. Dies waren über die Hälfte mehr (57%) als zehn Jahre zuvor (2005: rund 60.000 Paare). Männer lebten etwas häufiger mit einem Partner des gleichen Geschlechtes zusammen als Frauen, sie führten 52% aller gleichgeschlechtlichen Lebensgemeinschaften.

Mit 46% lebte 2015 etwas weniger als die Hälfte aller gleichgeschlechtlichen Paare in einer eingetragenen Lebenspartnerschaft (rund 43.000 Paare). Seit dem Jahr 2006, als der Familienstand erstmals im Mikrozensus abgefragt wurde, hat sich die Zahl der eingetragenen Lebenspartnerschaften damit weit mehr als verdreifacht (2006: rund 12.000 Paare)" (Statistisches Bundesamt, 2017a).

Mit Bezug auf die Zunahme homosexueller Partnerschaften hat der Bundesgerichtshof (BGH) in Karlsruhe die Rechte homosexueller Eltern gestärkt. Nach einem am 15. Juni 2016 veröffentlichten Beschluss kann ein Kind auch dann zwei

Mütter mit allen Elternrechten haben, wenn die nichtleibliche Mutter das Kind nicht adoptiert hat. Im konkreten Fall bekam ein lesbisches Paar in Südafrika ein Kind, nachdem sich eine Partnerin hatte künstlich befruchten lassen. Die schwangere Südafrikanerin war mit einer Deutschen verheiratet – was nach südafrikanischem Recht möglich ist. Das Kind erhält nun auf Wunsch der Mütter die deutsche Staatsbürgerschaft. Dies sei im Sinne des Kindeswohls, begründete der BGH. Da beide Frauen verheiratet sind, gilt in Südafrika auch die deutsche Partnerin rechtlich gesehen als Mutter des Kindes.

Inzwischen hat sich – wie bereits erwähnt – die rechtliche Situation für homosexuelle Partnerschaften in Deutschland deutlich geändert: nachdem der Bundestag in seiner Sitzung am 30. Juni 2017 mit einer Mehrheit für die sogenannte „Ehe für alle" gestimmt hat, besteht ab dem 1. Oktober 2017 die Möglichkeit, dass homosexuelle Paare nicht mehr in einer „eingetragenen Lebenspartnerschaft" leben müssen, sondern heiraten und sodann auch Kinder adoptieren können (vgl. Stocker, 2017), was allerdings (noch) nicht für die Gruppe der intersexuellen Personen gilt. Die erste Heirat eines schwulen Paars erfolgte in Berlin am 2. Oktober 2017. Nur kurze Zeit später adoptierte dieses Paar ein Kind. Dies war deutschlandweit die erste gemeinschaftliche Adoption durch gleichgeschlechtliche Partner und damit auch rechtlich die erste Gleichgeschlechtlichen-Familie.

Noch im Jahr 2015 hatte die Zeitschrift *Der Spiegel* in einem Beitrag mit dem Titel „Familie für alle" generell angemerkt, „dass homosexuelle Paare für Adoptionen vermehrt ins Ausland gehen, weil es für sie die einzige Möglichkeit ist, legal gemeinsam Kinder zu adoptieren und in Deutschland anerkannt zu werden" (Amann et al., 2015, S. 16). Dies vor dem Hintergrund, dass es in juristischer Hinsicht für die Familiengründung von gleichgeschlechtlichen Paaren Restriktionen gab (vgl. Jansen et al., 2014). So war bis zum 1. Oktober 2017 die gemeinschaftliche Adoption eines Kindes durch ein gleichgeschlechtliches Paar in Deutschland nicht erlaubt, was allerdings für *intersexuelle* Menschen, die physisch weder männlichen noch weiblichen Geschlechts sind, nach Aussage des Bundesverfassungsgerichts gesetzlich frühestens Ende 2018 möglich ist. Hingegen brauchen inzwischen homosexuelle Paare nicht mehr – wie bisher – in einer *eingetragenen Lebenspartnerschaft* zu leben, sondern können wie heterosexuelle Paare heiraten und Kinder adoptieren. Bis zu diesem Zeitpunkt mussten Homosexuelle und ihre Lebenspartner auf verschiedene, im Folgenden kurz dargestellte, Adoptionsmöglichkeiten zurückgreifen.

Zum einen bestand die Möglichkeit zu einer *Stiefkindadoption*, dies allerdings nur, wenn das Paar in einer eingetragenen Lebenspartnerschaft lebte (was – wie bereits erwähnt – seit 2001 in Deutschland möglich war) und wenn der leibliche Elternteil über das alleinige Sorgerecht verfügte sofern ein gleichgeschlechtlicher Partner ein leibliches Kind aus einer früheren Beziehung in die aktuelle Beziehung einbrachte.

Eine weitere Variante zur Familiengründung von homosexuellen Paaren bestand in der sogenannten *Sukzessivadoption*, die in Deutschland seit 2014 möglich war und bei der es darum geht, dass ein von dem anderen Lebenspartner bereits adoptiertes Kind später selbst adoptiert werden kann, was auch in diesem Fall eine eingetragene Lebenspartnerschaft voraussetzte.

Eine dritte Möglichkeit bezog sich auf eine *Auslandsadoption* vor dem Hintergrund, dass in Deutschland eine gemeinsame Adoption bis zur aktuellen Möglichkeit einer Heirat rechtlich nicht erlaubt war. Wurde ein Kind dagegen im Ausland nach dortigem Recht von beiden Partnern gemeinsam adoptiert (was z.B. in den USA möglich ist), mussten die deutschen Behörden diese Auslandsadoption anerkennen (BGH, Az.: XII ZB 730/12).

Für schwule Paare verbietet bislang die deutsche Rechtsprechung, ein gemeinsames Kind zu zeugen, welches das Erbgut eines Partners in sich trägt, da generell Leihmutterschaft in Deutschland verboten ist. Jenseits der Neuregelung der Adoptionsmöglichkeit durch homosexuelle Paare besteht jedoch für homosexuelle Paare beiderlei Geschlechts auch die Möglichkeit, sich auf folgendem Weg einen Kinderwunsch zu erfüllen: Wenn ein lesbisches oder ein schwules Paar sich ein gemeinsames Kind wünschen, stellt sich in beiden Fällen die Frage nach dem fehlenden biologischen Part. Eine Lösung für schwulen/lesbischen Kinderwunsch bietet hierzulande die Gründung einer sogenannten *Queer-Familie* (s. z.B. http://www.queer-baby.info/).

Hierbei findet durch die Samenspende eines schwulen Partners eine künstliche Insemination bei einer Frau statt, die in einer lesbischen Partnerschaft lebt. Dabei kann gemeinsam mit einem lesbischen Paar (oder als Samenspender für eine Frau, welche ihre Familie für zwei weitere Väter öffnet), ein Kind gezeugt werden. Hier ein Beispiel aus einer im Jahre 2013 auf Facebook veröffentlichten Mitteilung: „Am Wochenende bin ich Vater geworden. Mutter und Kind sind wohlauf. Gemeinsam mit ihrer Frau und meinem Mann freuen wir uns über unsere wundervolle Tochter".

Was die Häufigkeit von Queer-Familien in Deutschland anbelangt, gibt es wenig belastbare Informationen. In einem 2014 durchgeführten Interview stellte die Leiterin des für Regenbogenfamilien zuständigen Projekts des deutschen Lesben- und Schwulenverbands (LSDV) fest: „In Metropolen scheint der Anteil der Queerfamilys [sic] recht groß zu sein. Das lässt eine Studie der Stadt Köln aus dem Jahr 2011 vermuten, die zeigte, dass sich in jeder vierten Kölner Regenbogenfamilie lesbische Mütter und schwule Väter gemeinsam um das Wohlergehen der Kinder kümmern" (Jansen, 2014).

Ein weiterer Paar- bzw. Familientyp bezieht sich auf sogenannte *polyamore* – im Gegensatz zu *monoamoren* – Beziehungen zwischen Erwachsenen, die in Deutschland gesetzlich zulässig sind. Dies trifft nicht nur für Paarbeziehungen wie das berühmte französische Paar Jean-Paul Sartre und Simone de Beauvoir zu, sondern findet sich auch in Familien, d.h. in der Gemeinschaft mit Kindern. Zuverlässige Daten über die Verbreitung polyamorer Familien gibt es nicht. Wohl aber Berichte über Einzelfälle, wie den von Lisa Seelig (2010) berichteten. Dort heißt es:

> Polyamorie, das klingt nach Orgie. Doch wer eine Liebesbeziehung mit mehreren Menschen führt, muss vor allem gut organisiert sein. Nur so funktioniert etwa die Beziehung zwischen Franziska, Dave und Hinnerk. Wenn Franziska, Dave und Hinnerk mit den Kindern auftauchen - beim Kinderarzt, in der Kita oder im Zoo -, legen sich die Leute, die sie sehen, ihre eigene Wirklichkeit zurecht: Einer der beiden jungen Männer ist dann ein Kumpel. Oder der Bruder. Oder der Patenonkel. Erfahren sie später, dass Dave und Hinnerk beide eine feste Beziehung mit der 26-jährigen Franziska führen, dass beide Kinder mit ihr haben und dass die drei sogar zusammenleben, reagieren fast alle mit freundlicher Ablehnung. Ach, ist ja interessant, heißt es bestenfalls. Und, unvermeidlich: Also für mich wär das ja nichts! Franziska, Dave und Hinnerk - in den Augen der meisten Menschen sind sie seltsame Exoten.

Schließlich soll zur Thematik unterschiedlicher Lebens- und Familienformen noch auf die Gruppe der Transsexuellen bzw. Transidenten eingegangen werden. Es sind dies Personen, die entgegen ihres physischen Geschlechts sich dem jeweils anderen Geschlecht zugehörig fühlen. Nach einem Beitrag von Weitzel (2017, S. 8) kommt „auf 430 Geburten in Deutschland ... nach aktueller Datenlage ein Mensch, der später eine Vornamens- und Personenstandsänderung nach dem 1981 in Deutschland eingeführten ‚Transsexuellen Gesetz' ermöglicht". Inzwischen gibt es in der Bundesrepublik „172.000 transidente Menschen ... mit rechtlicher Anerkennung ihrer geschlechtlichen Identität, die ... Anspruch auf ein Streben nach Glück, auf die Unantastbarkeit ihrer Würde wie auch auf das Recht, ihr Leben selbstbestimmt zu gestalten" haben.

Informationen über Transsexuelle Familien, wie zum Beispiel der folgende im Jahr 2015 in der Zeitschrift *Eltern* veröffentliche Fall, sind allerdings selten anzutreffen. Es heißt dort: „Nina ist Mitte vierzig und lebt mit ihrer Frau und ihren vier Kindern in einer Kleinstadt in Deutschland. Bis vor zwei Jahren hatte sie noch einen männlichen Vornamen, lebte als Mann. Doch dann änderte sich ihr Leben" (Wiedenhöft, n.d.).

Eine besondere Ausnahme stellt eine empirische Studie zur Lebenssituation von Transsexuellen in Nordrhein-Westfalen dar. Mit Bezug auf Kinder mit transsexuellen Elternteilen wird berichtet, dass diese Kinder das *Coming Out* des Elternteils nicht nur innerhalb der bestehenden Familiensituation erleben und zu bewältigen haben, sondern sich auch mit den teilweise negativen Reaktionen ihrer Peer Group auseinandersetzen müssen (Fuchs, Chattas, Reinert & Widmann, 2012). Dabei zeigte sich jedoch auch: Je jünger die Kinder sind und je unterstützender sich der Partner/die Partnerin des jeweiligen transsexuellen Elternteils verhält, desto unproblematischer ist dieser Prozess für die Kinder.

Allerdings zeigt sich auch, dass es bei Kindern zu mehr ablehnenden Reaktionen kommt, je mehr sie sich der Pubertät nähern und sich selbst als geschlechtliches Wesen erleben. Mit dem Älterwerden der Kinder reduzieren sich diese Voreingenommenheiten. Sie können sich aber auch wieder verschärfen, wenn Kinder und Jugendliche aufgrund der Transsexualität ihres Elternteils von ihrer Umgebung gemobbt werden oder sie dies zumindest befürchten. Jedoch findet in der Regel auch dann über eine längere Zeit ein „Adaptionsprozess“ des Kindes an das transsexuelle Elternteil statt (vgl. Fuchs et al., 2012, S. 138 ff.). Dabei ist anzunehmen, dass auch die Qualität der Eltern-Kind-Beziehung eine wichtige Rolle spielt.

Wie *Adaptionsprozesse* und deren Konsequenzen nicht nur in transsexuellen, sondern generell in Familien auf der Ebene von Paar- und Eltern-Kind-Beziehungen ablaufen, ist unter anderem ein zentraler Gegenstand der Familienpsychologie. Insofern liegt es nahe, zunächst eine familienpsychologisch inspirierte Definition von *Familie* vorzuschlagen, die wie folgt lautet:

> Familien sind biologisch, sozial oder rechtlich miteinander verbundene Einheiten von Personen, die – in welcher Zusammensetzung auch immer – mindestens zwei Generationen umfassen und bestimmte Zwecke verfolgen. Familien qualifizieren sich dabei als Produzenten *gemeinsamer Güter* von gesellschaftlicher Relevanz (wie z. B. die Entscheidung für Kinder und deren Pflege, Erziehung und Bildung) sowie als Produzenten *privater Güter*, die auf die Befriedigung individueller und gemeinschaftlicher Bedürfnisse (wie z. B. Geborgenheit und Intimität) abzielen. Als Einheiten, die mehrere Personen und mehrere Generationen umfassen, bestehen Familien in der zeitlichen Abfolge von jeweils zwei Generationen aus Paar-, Eltern-Kind- und gegebenenfalls Geschwister-Konstellationen, die sich aus leiblichen, Adoptiv-, Pflege- oder Stiefeltern (Parentalgeneration) sowie leiblichen, Adoptiv-, Pflege- oder Stiefkindern (Filialgeneration) zusammensetzen können. (Schneewind, 2010, S. 35)

1.3 Wie geht's der Familie? – nicht nur eine Party-Frage

Überblick

Die Majorität der deutschen Bevölkerung vertritt die Auffassung, dass man „Familie zum Glück“ braucht. Familienbeziehungen können jedoch auch riskant sein. Dies betrifft vor allem Frauen und Kinder in Familien. In Deutschland hat ein Viertel aller Frauen durch ihre aktuellen oder früheren Beziehungspartner körperliche oder sexuelle Gewalt erlitten. Gewalt in Form von Vernachlässigung, körperlicher und psychischer Misshandlung sowie sexuellem Missbrauch hat rund ein Fünftel aller Kinder in Deutschland erfahren – dies trotz der Neufassung des einschlägigen BGB-Paragraphen aus dem Jahr 2000 – der Kindern ein Recht auf gewaltfreie Erziehung zuerkennt.

Jenseits der Frage, was Familie ist, stellt sich – ganz ohne eine psychologisch inspirierte Absicht – in unterschiedlichen sozialen Kontexten (zum Beispiel, wenn man sich auf einer Party trifft und sich längere Zeit nicht gesehen hat) gewissermaßen als Türöffner für eine Konversation die Frage: „Wie geht's der Familie?"

Abgesehen davon, dass die Familie auch ein Werbeträger sein kann – z. B. auf dem Bierdeckel des Lokals *Ständige Vertretung* an der Spree in Berlin, auf dem zu lesen stand „Die Familie ist das Wichtigste im Leben. Trinken Sie Brüderschaft" (gefolgt vom Markenzeichen einer einschlägigen Brauerei), gibt es auch eine Reihe von repräsentativen Meinungsbefragungen zum Thema *Familie*, die bisweilen nicht ganz ohne Eigeninteresse finanzierender einschlägiger Firmen durchgeführt wurden.

So hat z. B. die für die Produktion von Staubsaugern bekannte Firma Vorwerk in einer Studie zum Thema der Bedeutung von *Familie* nachweisen können, dass *Familie* mit einer Erstplatzierung von 76 % im Vergleich zu den Lebensbereichen *Freundeskreis* (12 %) *Beruf* (8 %), *Hobbys und Interessen* (5 %) deutlich an der Spitze liegt. Inzwischen hat sich in einer weiteren Studie die Erstplatzierung der *Familie* sogar noch um drei Prozentpunkte erhöht (vgl. Prognos, 2016).

Bei einer Differenzierung nach dem Familienstand ergeben sich jedoch deutliche Unterschiede: Für Verheiratete oder in einer Partnerschaft Zusammenlebende mit Kindern stellte sich die Rangfolge wie folgt dar: *Familie* (93 %), *Freundeskreis* (2 %), *Beruf* (4 %), *Hobbies und Interessen* (2 %). Für die Gruppe der 16- bis 44-Jährigen männlichen Singles ergeben sich allerdings andere erste Präferenzen: *Familie* (38 %), *Freundeskreis* (40 %), *Beruf* (11 %), *Hobbies und Interessen* (10 %) (Vorwerk Familienstudie, 2010).

Ein weiterer Befund zum Thema Familie und Eheschließung in Deutschland findet sich in einem Beitrag von Weick (2016) zum Datenreport des Statistischen Bundesamts (Destatis) für das Jahr 2014, wobei nach den Regionen West- und Ostdeutschland sowie unterschiedlichen Altersgruppen unterschieden wird. Die Frage lautete: „Braucht man Familie zum Glück?". Sie wurde im Schnitt aller Altersgruppen von 68 % der westdeutschen und 76 % der ostdeutschen Befragten zustimmend beantwortet. Anders sah es bei der Beantwortung der Frage aus, ob bei einem dauerhaften Zusammenleben eine Heirat erfolgen sollte. Diese Frage wurde – wiederum über alle Altersgruppen – von lediglich 47 % der westdeutschen und 46 % der ostdeutschen Befragten befürwortet.

Da die Familiengründung definitionsgemäß mit der Einbeziehung von Kindern verbunden ist, stellt sich – auch vor dem Hintergrund der bereits erwähnten niedrigen Geburtenquote in Deutschland – die Frage nach den Gründen, warum in Deutschland die Bürger keine (oder zu wenig) Kinder bekommen. Mit dieser Frage hat sich eine Studie der Stiftung für Zukunftsfragen im Jahr 2013 beschäftigt. Dabei wurde in einer Befragung von 2.000 Personen den Argumenten nachgegangen, warum viele Bürger und Bürgerinnen keine Familie gründen. Die Top Ten der Antworten sind: (1) Kinder kosten (zu viel) Geld (67 %), (2) Wollen lieber frei und unabhängig sein (60 %), (3) Karriere wichtiger als Familiengründung (57 %), (4) Karriere nur schlecht mit Familie vereinbar (54 %), (5) Staatliche Voraussetzungen (z.B. Kita-Plätze) fehlen (45 %), (6) Unsichere Zukunft für die eigenen Kinder (39 %), (7) Der richtige Partner fehlt (39 %), (8) Es ist nie der richtige Zeitpunkt für Nachwuchs (25 %), (9) Kinder sind kein erfüllender Lebensinhalt (20 %), (10) Angst vor Scheidung und Alleinerziehung (18 %) (vgl. S. 1).

Angesichts dieser Befunde ist es nicht verwunderlich, dass nach den Ergebnissen der Shell Jugendstudie (2015) die Bedeutung einer eigenen „Familie" als Beitrag zum „persönlichen Glück" sich für die nachwachsende Generation reduziert hat. Dies trifft vor allem für die Gruppe der männlichen Personen zu, von denen für das Jahr 2015 immerhin 28 % die Auffassung vertreten haben, dass man „allein genauso glücklich leben" kann, wohingegen diese Einstellung für die Gruppe der weiblichen Befragten lediglich bei 16 % lag (vgl. Abb. 1).

Dass sich insgesamt in der jungen Generation eine gewisse Reserviertheit gegenüber einer positiven Bedeutung von *Familie* ergeben hat, mag nicht zuletzt darauf zurückzuführen sein, dass es in der Bevölkerung deutliche Diskrepanzen zwischen

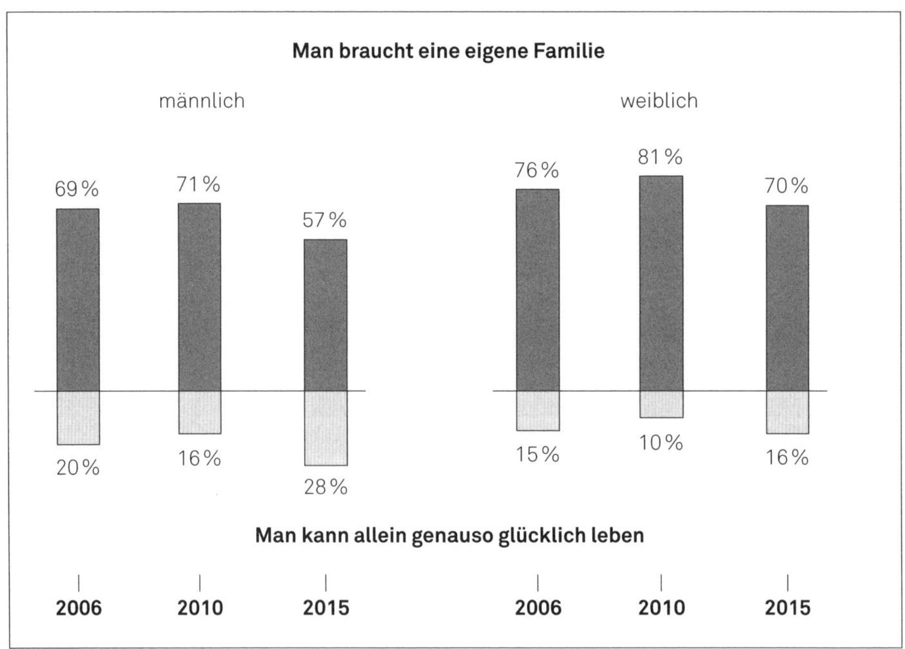

Abbildung 1: Bedeutung von „Familie" für die junge Generation im zeitlichen Verlauf (nach Albert, Hurrelmann, Quenzel & TNS Infratest Sozialforschung, 2015). 2.558 Befragte zwischen 12 und 25 Jahren.

dem Idealbild von Familie und dem Realbild der eigenen Familie gibt, wie sich in der Vorwerk Familienstudie aus dem Jahr 2012 gezeigt hat. Dabei spielen insbesondere Aspekte wie mangelnde Zeit für Gemeinsamkeit, geringe Arbeitsteilung im Haushalt oder auch fehlende finanzielle Ressourcen eine wesentliche Rolle (vgl. Abb. 2).

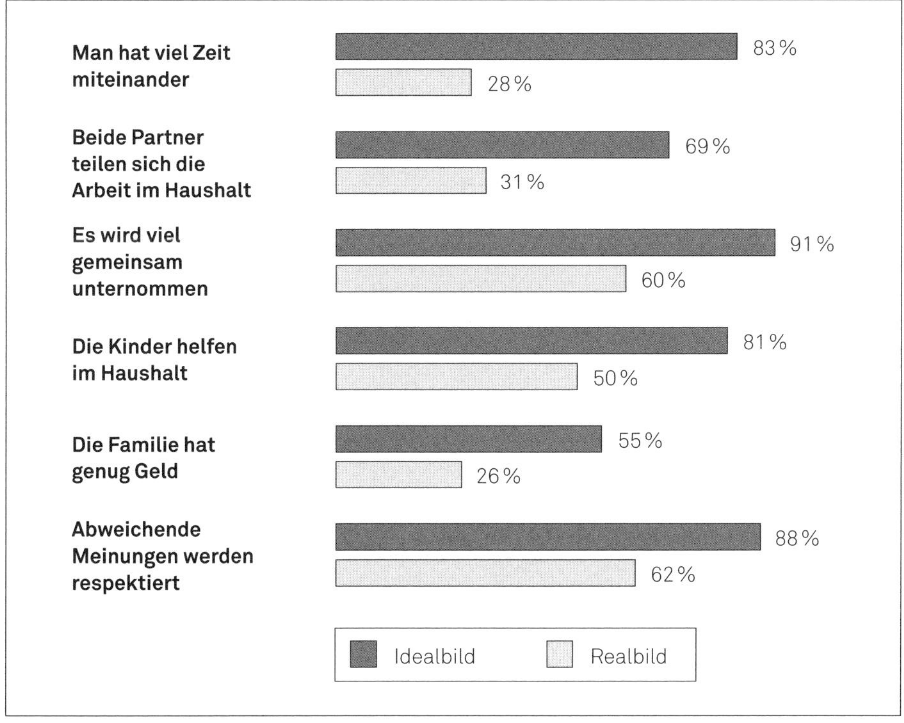

Abbildung 2: Einige Diskrepanzen zwischen dem *Idealbild* von Familie und dem *Realbild* der eigenen Familie (auf Basis der Daten der Vorwerk Familienstudie, 2012, S. 24)

Wie sehr 16- bis 29-Jährige in der Rückschau ihr Familienleben mit eher guten oder eher schlechten Erinnerungen verbinden, zeigen die Befunde des Generationenbarometers 2009 zwischen der Gruppe der Befragten, die angaben, eine „glückliche Kindheit" erlebt zu haben im Vergleich zu allen übrigen Befragten (vgl. Köcher, 2009). Die folgenden beiden Grafiken veranschaulichen die deutlichen Unterschiede zwischen den beiden Gruppen (vgl. Abb. 3 und 4).

Elterliche Verlässlichkeit, hinreichend Zeit, liebevoller Kontakt und Interessenförderung sind einige zentrale Aspekte für eine positive Erinnerung an die eigene Kindheit, während u.a. häufige Kritik sowie Alleingelassen sein, strenge Erziehung und auch physische Bestrafung deutliche Unterschiede zwischen den Repräsentanten einer „glücklichen Kindheit" und den übrigen Befragten kennzeichnen.

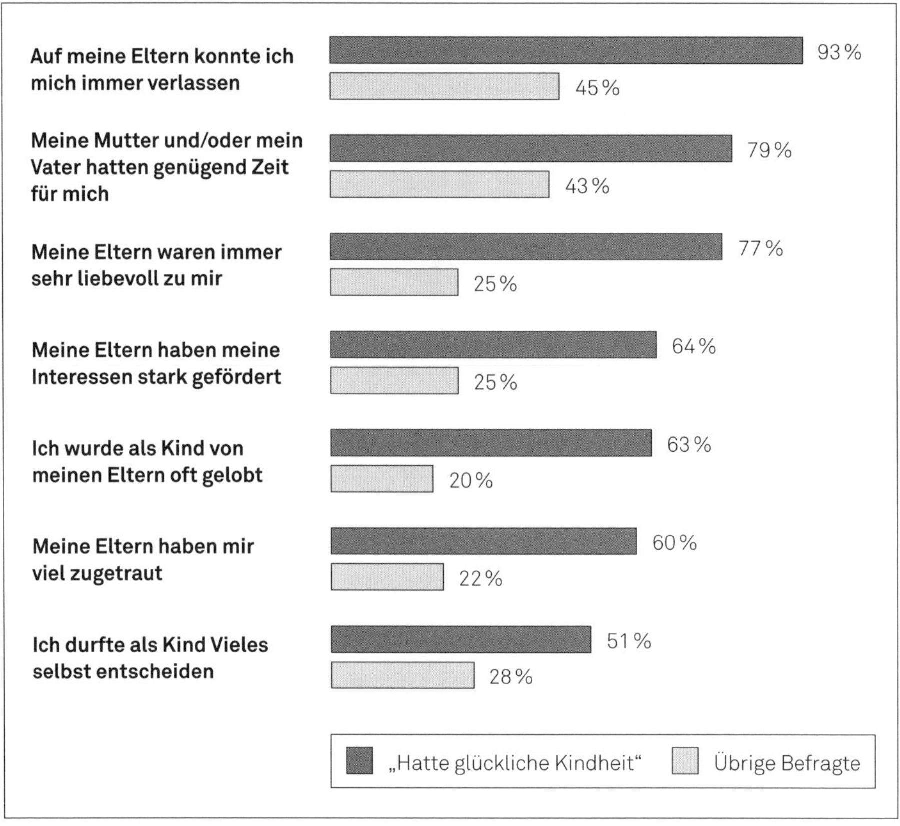

Abbildung 3: Eher *gute* Erinnerungen an die Kindheit: Rückschau von 16- bis 29-Jährigen (auf Basis der Daten von Köcher, 2009)

Dass Kinder nicht immer eine glückliche Kindheit erleben, zeigt allein der Umstand, dass es im Jahr 2000 zu einer Neufassung des § 1631 (2) BGB gekommen ist. Dort heißt es: „Kinder haben ein Recht auf gewaltfreie Erziehung. Körperliche Bestrafungen, seelische Verletzungen und andere entwürdigende Maßnahmen sind unzulässig.“

Dabei werden als Erscheinungsformen von Gewalt gegen Kinder die folgenden vier Aspekte von Bedeutung genannt: Vernachlässigung, physische Misshandlung, psychische Misshandlung und sexueller Missbrauch.

Im Fall der *Vernachlässigung* kann es sich um (a) körperliche, (b) emotionale und (c) erzieherische Vernachlässigung handeln. Generell ist eine Vernachlässigung dann gegeben, wenn Eltern wiederholt ihrer Pflicht nicht nachkommen, ihr Kind fürsorglich zu behandeln, was dazu führen kann, dass sich psychische und/oder physische Beeinträchtigungen in der Entwicklung des Kindes ergeben.

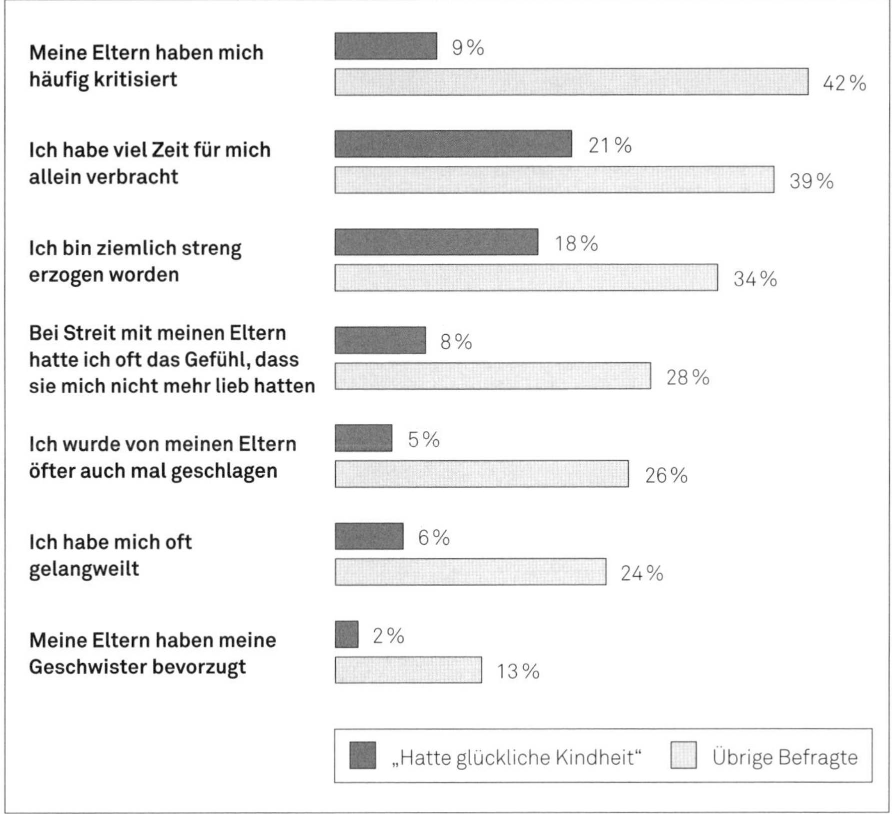

Abbildung 4: Eher *schlechte* Erinnerungen an die Kindheit: Rückschau von 16- bis 29-Jährigen (auf Basis der Daten von Köcher, 2009)

Bei *Misshandlungen* lässt sich zwischen psychischen und physischen Misshandlungen unterscheiden. *Psychische Misshandlungen* sind dann gegeben, wenn Eltern ihrem Kind das Gefühl vermitteln, dass es ungeliebt oder wertlos ist. Unter *physischen Misshandlungen* werden vor allem jegliche Formen von körperlicher Gewaltanwendung verstanden, die sich abträglich auf die körperliche oder psychische Entwicklung des Kindes auswirken.

Im Hinblick auf *sexuellen Missbrauch* konfrontieren Eltern ihre Kinder mit Handlungen, die einen unangemessenen sexuellen Bezug aufweisen.

Um eine Klärung zum Umfang von Kindeswohlgefährdungen in Deutschland zu erhalten, werden auf der Basis der Daten der deutschen Jugendämter jährlich Untersuchungen durchgeführt. Dabei wird zwischen einer akuten und latenten Kindeswohlgefährdung sowie einer nicht vorhandenen Kindeswohlgefährdung unterschieden.

Für das Jahr 2015 ergab sich auf der Basis von 129.000 durchgeführten Verfahren folgender Befund:

> Die meisten Kinder, bei denen eine akute oder latente Kindeswohlgefährdung vorlag, wiesen Anzeichen von Vernachlässigung auf (63,7 %) auf. In 27,0 % der Fälle wurden Anzeichen für psychische Misshandlung festgestellt. Etwas weniger häufig (23,1 %) wiesen die Kinder Anzeichen für körperliche Misshandlung auf. Anzeichen für sexuelle Gewalt wurden in 4,4 % der Fälle von Kindeswohlgefährdung festgestellt. (Statistisches Bundesamt, 2016b)

Eine differenzierte Analyse der unterschiedlichen Erscheinungsformen von Gewalt gegenüber Kindern entsprechend dem oben erwähnten § 1631 (2) BGB ist im Folgenden für Daten aus dem Erhebungsjahr 2012 dargestellt (vgl. Abb. 5).

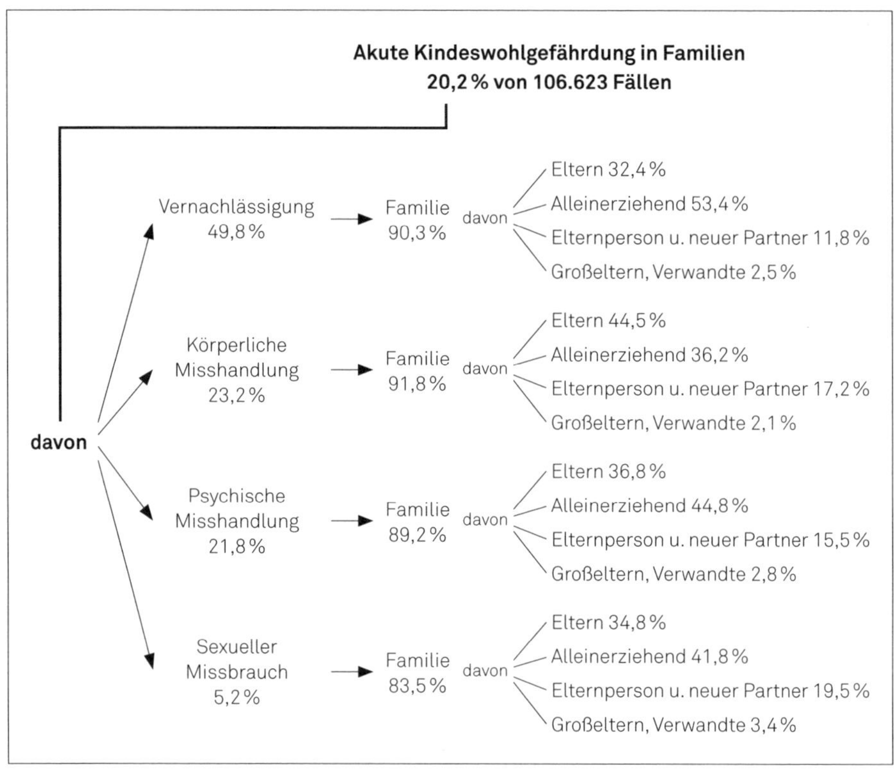

Abbildung 5: Akute Kindeswohlgefährdung in Familien (eigene Berechnungen auf Basis von Daten des Statistisches Bundesamts, 2014)

Die Daten zeigen, dass zum einen die unterschiedlichen Aspekte von Kindeswohlgefährdung vornehmlich im Kontext der Familie auftreten und zum anderen mit knapp 50 % der Aspekt *Vernachlässigung* die bedeutsamste Form der Kindeswohlgefährdung darstellt, wohingegen sexueller Missbrauch mit rund 5 % am geringsten zu Buche schlägt. Körperliche und psychische Misshandlung sind mit jeweils über 20 % etwa gleich häufig vertreten. Aufschlussreich und zugleich alarmierend ist der Befund, das alleinerziehende Eltern sich als ein besonderer Risikofaktor für die Gefährdung des Kindeswohls präsentieren: in drei der vier Gefährdungsaspekte, d.h. Vernachlässigung, psychische Misshandlung und sexuellem Missbrauch, stellen sie prozentual die größte Kategorie der familialen Beeinträchtigung des Kindeswohls dar.

Ein allgemeiner Überblick von Risikofaktoren für Gefährdungen des Kindeswohls findet sich bei Lenz (2014). Dort wird zwischen Merkmalen der Eltern, des Kindes und der Familie unterschieden. Obwohl Lenz feststellt, dass „die Befundlage in dem Bereich der familiären Kontexte bei Kindeswohlgefährdung noch schmal" sei, sollen im Folgenden die von ihm zusammengestellten Risikofaktoren – gegliedert nach Eltern-, Kind- und Familien-Risikofaktoren – wiedergegeben werden:

Merkmale der Eltern
- Persönlichkeitsmerkmale der Eltern: z. B. ausgeprägte negative Emotionalität, hohe Impulsivität, herabgesetzte Frustrationstoleranz, erhöhte Ängstlichkeit.
- Altersunangemessene Erwartungen in Hinblick auf die Fähigkeiten und die Selbständigkeit des Kindes.
- Eingeschränktes Einfühlungsvermögen in die Bedürfnisse des Kindes.
- Überdurchschnittlich ausgeprägte Gefühle der Belastung durch das Kind.
- Überdurchschnittlich ausgeprägte Gefühle der Hilflosigkeit in der Erziehung und des Verlustes von Kontrolle durch das Kind.
- Feindselige Erklärungsmuster für Problemverhaltensweisen des Kindes und negativ verzerrtes Bild des Kindes.
- Zustimmung zu harschen Formen der Bestrafung.
- Eingeschränkte Fähigkeit oder Bereitschaft, eigene Bedürfnisse zugunsten kindlicher Bedürfnisse zurückzustellen.
- Eigene Gewalterfahrungen in der Kindheit.

Merkmale des Kindes
- Alter und Geschlecht eines Kindes: Bei jüngeren Kindern besteht tendenziell eine stärkere Gefährdung, bei sexuellem Missbrauch ist ein Übergewicht bei Mädchen sichtbar, bei körperlicher Misshandlung sind die Jungen leicht überrepräsentiert, bei Vernachlässigung und psychischer Misshandlung gibt es kaum Geschlechtsunterschiede.
- Entwicklungsstand und Gesundheit: Kinder mit deutlichen Entwicklungsrückständen oder Behinderungen sind vergleichsweise einem größeren Misshandlungs- bzw. Vernachlässigungsrisiko ausgesetzt.
- Regulations- und Verhaltensstörungen führen zu erhöhten elterlichen Belastungen und erhöhten Misshandlungsraten.

Merkmale der Familie
- Familiäre Stressbelastung (z. B. durch Ehekonflikte, Krankheitssymptome, finanzielle Probleme, beengte Wohnverhältnisse) und ungünstige Bewältigungsstrategien.
- Belastungen durch wiederholte Partnerschaftsgewalt.
- Fehlende soziale Unterstützung und Isolation der Familie. (S. 57)

Außer der Kindeswohlgefährdung gibt es allerdings auch, wenngleich in dieser Bezeichnung weniger gebräuchlich, eine Erwachsenenwohlgefährdung – und zwar vor allem in Partnerschaften. Nach einer Studie des Bundesministeriums für Familie, Senioren, Frauen und Jugend (2014) lassen sich folgende Schlussfolgerungen ziehen:

- Gravierende Angriffe auf ihre körperliche Unversehrtheit erfahren in Beziehungskonflikten überwiegend weibliche Opfer.
- Rund 25% aller Frauen im Alter von 15 bis 85 Jahren haben körperliche oder sexuelle Gewalt – oder auch beides – durch aktuelle oder frühere Beziehungspartner mindestens ein- oder auch mehrmals erlebt.
- Für Frauen mit Migrationshintergrund besteht ein signifikant höheres Gewaltrisiko (38%).
- Zwei Drittel der von häuslicher Gewalt betroffenen Frauen haben schwere bis sehr schwere körperliche und/oder sexuelle Gewalt erlitten.
- Frauen sind von häuslicher Gewalt mehr bedroht als durch andere Gewaltdelikte im öffentlichen Raum.

Eine Studie des Bundeskriminalamts aus dem Jahr 2015 hat gezeigt, dass es vor allem Frauen sind, die mit unterschiedlichen Formen von Partnerschaftsgewalt konfrontiert sind. In der Pressemitteilung zur Veröffentlichung der Studie heißt es im Einzelnen:

> Im Jahr 2015 wurden durch ihre Partner oder Ex-Partner insgesamt rund 127.500 [Zahl gerundet] Personen Opfer von Mord und Totschlag, Körperverletzungen, Vergewaltigung, sexueller Nötigung, Bedrohung und Stalking [d.h. beharrliches Verfolgen/Belästigen, Anmerkung des Autors], davon knapp 82% Frauen.
>
> In Zahlen sind dies über 104.000 Frauen, die von Partnerschaftsgewalt betroffen waren. Gemessen an der Gesamtzahl weiblicher Opfer in den Bereichen Mord und Totschlag, Körperverletzung, Vergewaltigung, sexueller Nötigung, Bedrohung und Stalking ist das ein Anteil von 36%.
>
> Im Jahr 2015 wurden in Deutschland Frauen Opfer von Partnerschaftsgewalt bezüglich
> - vorsätzlicher einfacher Körperverletzung: über 65.800 Frauen,
> - Bedrohung: über 16.200 Frauen,
> - gefährlicher Körperverletzung: über 11.400 Frauen,
> - Stalking: über 7.900 Frauen,
> - Mord und Totschlag: 331 Frauen.
>
> Bei Vergewaltigung und sexueller Nötigung in Partnerschaften sind die Opfer zu fast 100% weiblich, bei Stalking und Bedrohung in der Partnerschaft sind es fast 90%. Bei vorsätzlicher, einfacher Körperverletzung sowie bei Mord und Totschlag in Paarbeziehungen sind es 80%.

Eine übersichtliche Zusammenfassung dieser Studie ist der folgenden Grafik der Süddeutschen Zeitung (von Bullion, 2016) zu verdanken, die in einem Bericht mit einem einprägsamen Titel erschienen ist (vgl. Abb. 6).

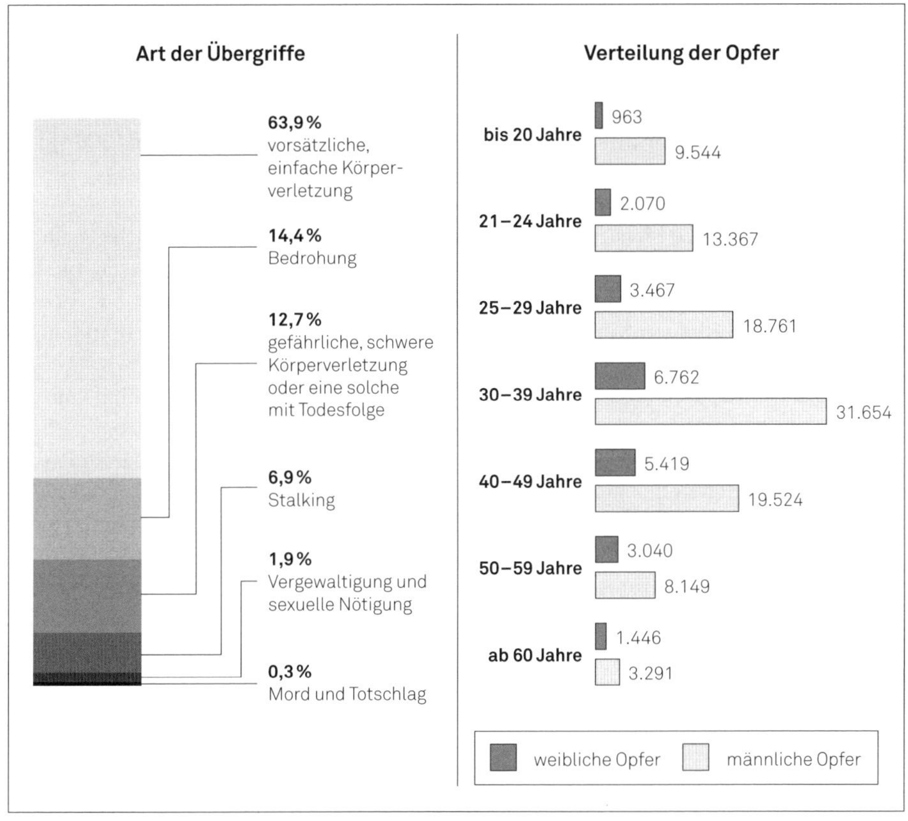

Abbildung 6: Häusliche Gewalt (nach von Bullion, 2016)

Aus dieser Grafik wird deutlich erkennbar, dass insbesondere der Gewaltfaktor „vorsätzliche, einfache Körperverletzung“ mit rund 64 % die häufigste Variante im Spektrum häuslicher Gewalt darstellt. Wenn man auch die Kategorie „gefährliche, schwere Körperverletzung oder solche mit Todesfolge“ hinzunimmt, ergibt sich ein Prozentsatz von 76,6 % und veranschaulicht damit die besondere Bedeutung von körperverletzenden Übergriffen im Kontext von Paarbeziehungen. Hinzu kommt, dass über alle häuslichen Gewaltdelikte hinweg die weiblichen Opfer mit 81,8 % im Gegensatz zu männlichen Opfern (18,2 %) deutlich am häufigsten betroffen sind. Außerdem fällt auf, dass nach eigenen Berechnungen für beide Geschlechter die Häufigkeit häuslicher Übergriffe im Alter zwischen 21 und 29 Jahren am stärksten ausgeprägt ist und zum Beispiel im Vergleich mit der Altersgruppe der 50- bis 59-Jährigen um rund das 3,4-Fache höher ausfällt.

Jenseits häuslicher Gewalt gibt es noch einen anderen Aspekt, der in Paarbeziehungen zu Buche schlägt. Es handelt sich dabei um psychische Störungen, die nach einem Bericht des vom Robert Koch Institut durchgeführten Bundesgesundheitssurveys (2012) bei jeder dritten erwachsenen Person im Laufe eines Jahres auftritt. Mit Blick auf Familien liegt die Prävalenz psychisch kranker Eltern über verschiedene deutsche Studien hinweg bei 30 bis 70 % (vgl. Sartorius & Ochs, 2013).

In einer weiteren Zusammenstellung relevanter Daten hat Gehrmann (2014) mit einem besonderen Fokus auf Familien folgende Punkte hervorgehoben:

- Psychisch kranke Menschen haben genauso häufig Kinder wie psychisch Gesunde.
- Etwa 20 % der stationär in der Psychiatrie behandelten Menschen müssen minderjährige Kinder versorgen.
- Etwa drei Millionen Kinder und Jugendliche haben in Deutschland ein psychisch krankes Elternteil.
- Jeder zweite psychiatrisch erkrankte Erwachsene mit Kindern lebt getrennt vom anderen Elternteil.
- Da die Kinder überwiegend bei der Mutter verbleiben, fallen sowohl in der Psychiatrie als auch in der Jugendhilfe vor allem psychisch erkrankte Mütter auf, während ein von den Kindern getrenntlebender psychisch erkrankter Vater außer Sicht gerät.
- Bei mehr als jedem fünften betroffenen Kind sind neben Eltern auch die Großeltern erkrankt.
- Es besteht eine hohe Kontinuität von psychischen Störungen über Generationen hinweg.

Insgesamt zeigt sich, dass Familie – auch wenn sie in der Werbung gelegentlich als „das Wichtigste im Leben" bezeichnet werden mag, im konkreten Alltag keine Lebensform voller „eitel Sonnenschein" ist, sondern auch erheblichen Belastungen ausgesetzt sein kann. Ein markantes Beispiel hierfür sind die in Tabelle 2 wiedergegebenen Scheidungszahlen in Deutschland unter Einbeziehung betroffener Kinder für die Jahre 1960 bis 2015.

Tabelle 2: Entwicklung der Anzahl von Scheidungen und betroffener Kinder in Deutschland von 1960 bis 2015 (eigene Berechnungen auf Basis von Daten des Statistischen Bundesamts, 2017c)

Jahr	In Tausend	In Prozent von 1960	Anzahl betroffener Kinder in Tausend	Betroffene Kinder in Prozent von 1960
1960	73	100	67	100
1970	104	143	119	178
1980	141	193	138	206
1990	155	212	118	176
2000	194	266	148	221
2015	163	223	132	197

Die Daten zeigen eindrücklich, dass sich die Anzahl der Scheidungen – trotz einer Reduzierung ab dem Jahr 2000 – seit 1960 mehr als verdoppelt hat und die Anzahl betroffener Kinder ebenfalls um knapp 100 % zugenommen hat. Insofern liegt es nahe, von der gefährdeten Spezies „Familie" zu sprechen (vgl. Schneewind, 2018a).

Eine weitere Differenzierung zur Scheidungsstatistik in Deutschland findet sich in der Tabelle 3, die für die Jahre 1990 bis 2015 neben der bloßen Anzahl der Scheidungen u. a. auch differenzierte Merkmale der betroffenen Erwachsenen und ihrer Kinder wiedergibt.

Tabelle 3: Geschiedene Ehen in Deutschland nach ausgewählten Merkmalen und Jahren

Jahr	Insgesamt	Ehen mit minderjährigen Kindern	Betroffene minderjährige Kinder	Durchschnittliches Alter der geschiedenen		Durchschnittliche Ehedauer	Zusammengefasste ehedauerspezifische Scheidungsziffer[1]
				Männer	Frauen		
	Anzahl			Jahre			
1990	154 786	80 713	118 340	38,5	35,7	11,5	272,8
1995	169 425	92 664	142 292	39,5	36,8	12,1	308,6
2005	201 693	99 250	156 389	43,0	40,3	13,6	403,7
2014	166 199	84 042	134 803	45,9	42,9	14,7	352,6
2015	163 335	82 019	131 749	46,3	43,3	14,9	347,1

Anmerkungen: Ehescheidungen nahmen 2015 im Vergleich zu 2014 um 1,7 % ab; Pressemitteilung des Statistischen Bundesamts, 2016a.

[1] Summe der ehedauerspezifischen Scheidungsziffern, die sich als geschiedene Ehen eines Eheschließungsjahrgangs je 1.000 Ehen desselben Jahrgangs für die Ehedauer von 0 bis 25 Jahren ergeben.

Auch diese Zahlen sprechen für sich – insbesondere was die Anzahl der betroffenen minderjährigen Kinder anbelangt – von denen bekannt ist, dass sie später, wenn sie selbst eine Ehe eingehen, ein zwei- bis dreifach erhöhtes Scheidungsrisiko haben gegenüber Kindern, deren Eltern sich nicht haben scheiden lassen (vgl. Diekmann & Engelhardt, 1995, 2008).

Ein wichtiger Parameter ist auch die in der letzten Spalte der Tabelle 3 wiedergegebene „zusammengefasste ehedauerspezifische Scheidungsziffer", die z. B. für die Anzahl der Scheidungen im Jahr 2015 bedeutet, dass rund 35 % der Ehen geschieden wurden, die im Jahr 1990 geschlossen wurden. Insofern stellt sich aus familienpsychologischer Sicht u. a. die Frage, welche Möglichkeiten bestehen, die dazu beitragen, dass Konflikte in Ehen (und auch nichtehelichen Partnerschaften) in einer Weise bewältigt werden, die nicht zu Trennung oder Scheidung, sondern zu einer für beide Partner positiv erlebten Paarbeziehung führt.

1.4 Grundlegendes zur Lebensform „Familie" aus Sicht der Familienpsychologie

Überblick

Nach einer kurzen Darlegung des Gegenstandsbereichs und der Aufgaben der Familienpsychologie als einer wissenschaftlichen Disziplin wird zunächst unter dem Blickwinkel der Psychologie auf die Befriedigung physischer und psychischer Grundbedürfnisse in Familien mit ihren unterschiedlichen Personen- und Beziehungskonstellationen eingegangen.

Wer sich mit der Absicht einer wissenschaftlichen Fundierung der Familienpsychologie in den in Abbildung 7 dargestellten „Tempel der Familienpsychologie" begibt, findet im Dachbereich des Tempels den gesamten Umfang familienpsychologischer Aktivitäten. Diese werden durch drei Säulen bestehend aus Forschung, Theorie und Praxis gestützt. Diese Säulen ruhen ihrerseits auf dem Fundament der systemischen Erkenntnistheorie und der aus ihr abgeleiteten diversen Beziehungs- und interpersonalen Theorien (vgl. Abb. 7).

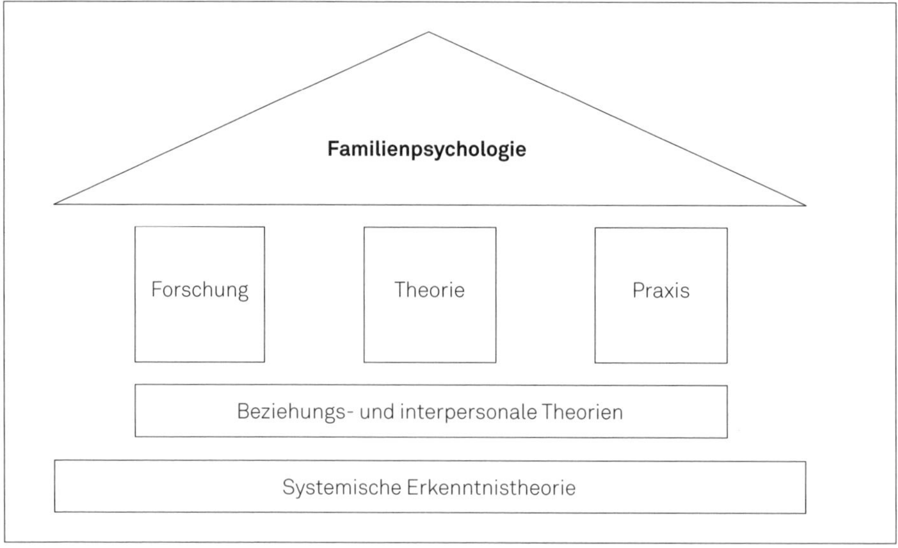

Abbildung 7: Tempel der Familienpsychologie (in Anlehnung an Thoburn & Sexton, 2016, S. 12)

Eine genauere Beschreibung der Familienpsychologie als einer wissenschaftlichen Disziplin hat als ihren Gegenstand die familiale Lebenspraxis im Kontext ihrer Lebensbedingungen. Dabei geht es zum einen um *Grundlagenforschung* (z.B. die Erfassung unterschiedlicher Formen der Beziehungsgestaltung von Paar- und Eltern-Kind-Beziehungen und deren Auswirkungen auf die Zufriedenheit der einzelnen Familienmitglieder). Zum anderen konzentriert sich die *Anwendungsforschung* auf die Beantwortung von Fragen, die mit Effekten von Interventionen zu tun haben (z.B. ob und inwieweit ein bestimmtes Paarbeziehungs- oder Elterntraining zu einer positiven Kommunikation der Partner oder erfreulichen Eltern-Kind-Beziehung beiträgt).

Sofern sich die in der Anwendungsforschung erfolgreichen Maßnahmen auch in der *Anwendungspraxis* (z.B. im Kontext von Paar- und Erziehungsberatungsstellen) bewähren (oder auch nicht) ergeben sich daraus weitere Impulse für die Familienpsychologie als einer wissenschaftlichen Disziplin. Dieser Prozess ist in Abbildung 8 im Sinne einer systemischen Perspektive dargestellt.

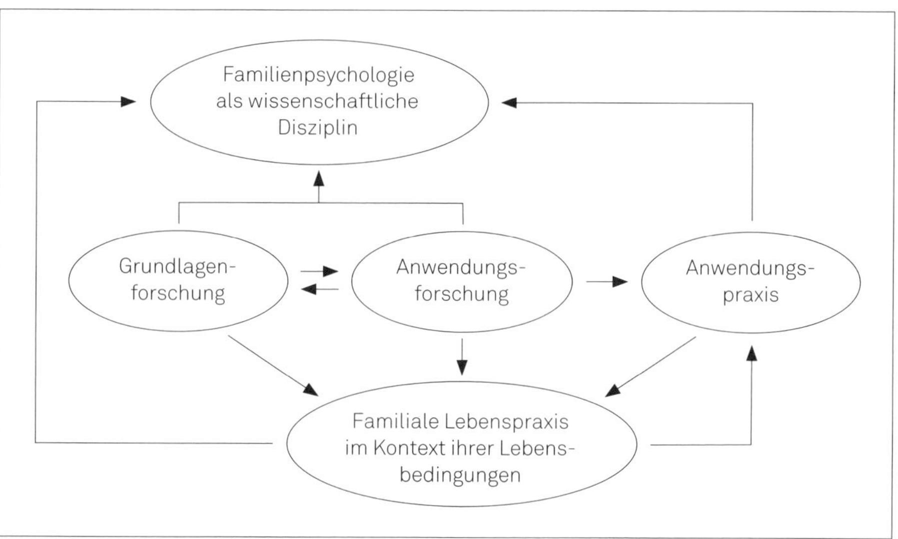

Abbildung 8: Gegenstandsbereich und Aufgaben der Familienpsychologie (nach Schneewind, 2012)

Was die Aufgaben der Familienpsychologie anbelangt, lassen sich folgende Aspekte unterscheiden:

- Theorieentwicklung (z.B. systemische Familientheorie)
- Methodenentwicklung (z.B. Familiendiagnostik, Querschnitt- und Längsschnittstudien, Auswertungsmethoden)
- Nichtinterventive Forschung (z.B. Effekte unterschiedlicher Formen von Eltern-Kind-Beziehungen)

- Interventive Forschung (z. B. Studien zur Wirksamkeit familialer Intervention im Bereich von Prävention, Beratung, Therapie)
- Vermittlung von Wissen und Handlungskompetenzen für die Anwendungspraxis (z. B. Seminare, Trainings, Workshops)

Wie in Abbildung 7 angedeutet, basiert der „Tempel der Familienpsychologie" auf den Prinzipien der systemischen Erkenntnistheorie. Diese lassen sich im Hinblick auf das System Familie als folgende Kernaspekte einer allgemeinen Familiensystemtheorie präzisieren (vgl. ausführlicher hierzu Schneewind, 2010, S. 102 ff.):

1. *Ganzheitlichkeit.* Betrachtung der Familie als interpersonales Beziehungsgefüge entsprechend dem gestaltpsychologischen Motto: „Das Ganze ist mehr als die Summe seiner Teile" – ein Aspekt, der durch ein Mobile veranschaulicht werden kann, dessen sämtliche Teile in Bewegung geraten, wenn es etwa von außen angestoßen wird.
2. *Zielorientierung.* Die Ausrichtung familialer Gemeinschaftlichkeit an individueller *und* gesellschaftlicher Bedürfnisbefriedigung, z. B. im Hinblick auf die Differenzierung von außerfamilialer Arbeit und innerfamilialer Lebensgestaltung.
3. *Regelhaftigkeit.* Aus den familialen Interaktionen erschließbare Beziehungsmuster, die u. a. das Ausmaß an Nähe und Distanz, die Festlegung von Hierarchie und Ausübung von Macht bzw. Kontrolle sowie die Handhabung von Problemen und Regelung von Konflikten beeinflussen.
4. *Grenzen.* Einerseits die Abgrenzung von Personen oder Personengruppen innerhalb der Familie (z. B. intime Beziehungen der Eltern ohne Anwesenheit der Kinder) andererseits die Abgrenzung der Familie als Ganzes gegenüber der Umwelt.
5. *Zirkuläre Kausalität.* Ein zwischen zwei oder mehreren Familienmitgliedern stattfindender Prozess der wechselseitigen Beeinflussung, der prinzipiell zu einer Zustandsänderung aller Beteiligten führt. Ein Beispiel hierfür ist die in Abbildung 9 dargestellte Paarinteraktion, bei der es sich um eine Frau handelt, die sich einsam fühlt und Symptome von Depression zeigt.
6. *Positive und negative Rückkoppelung.* Ein von einer relativ stabilen Ausgangslage ausgehender abweichungsverstärkender Interaktionsverlauf zwischen zwei oder mehr Familienmitgliedern (wie z. B. bei einem eskalierenden Streit) bzw. eine abweichungsdämpfende Abfolge von Interaktionen, die zu einer stabilen Lage zurückführt (wie z. B. beim Trösten eines weinenden Kindes).
7. *Selbstorganisation.* Die prinzipielle Fähigkeit von Familiensystemen und den ihnen zugehörigen Personen, sich anzupassen und so ihren Fortbestand durch selbstinitiiertes Handeln zu sichern.
8. *Homöo- vs. Heterostase.* Herstellung bzw. Aufrechterhaltung eines etablierten stabilen Gleichgewichtszustandes im Gegensatz zu einer entwicklungsbedingten Anpassung an neue familiale Beziehungsmuster, z. B. wenn sich durch die Geburt von Kindern neue Anforderungen an das Familiensystem ergeben.

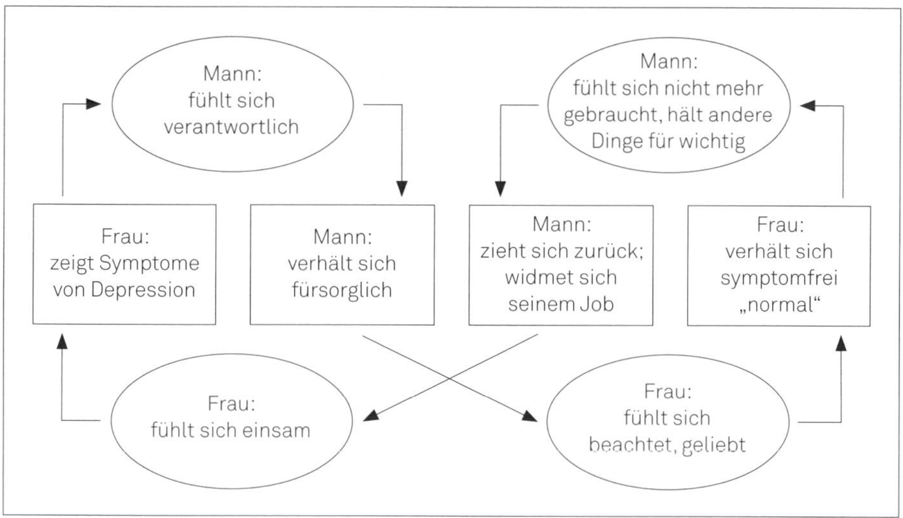

Abbildung 9: Partnerinteraktion als zirkulärer Prozess (nach Schneewind, 2010, S. 214)

9. *Wandel erster und zweiter Ordnung.* Wandel erster Ordnung bezieht sich auf *quantitativ-strukturkonservierende Veränderungen* (z.B., wenn bezüglich der Sanktionierung bei Übertretung von Familienregeln nach dem Motto „Mehr desselben" sich Prügelstrafe permanent wiederholt und damit zu einer zunehmenden Verhärtung des Problems führt). Dies im Gegensatz zu *qualitativ-strukturverändernden Wandlungsprozessen* (z.B. durch Einführung neuer Familienregeln und Beziehungsmuster). Mit Bezug auf die unter Punkt 5 dargestellte Partnerinteraktion würde ein Wandel zweiter Ordnung z.B. darin bestehen, dass der Partner seiner zu depressiven Episoden neigenden Frau sich nicht nur dann fürsorglich verhält, wenn sie Symptome von Depression zeigt, sondern auch ihre Nähe sucht und positive gemeinsame Erfahrungen initiiert, wenn es ihr gut geht.
10. *Familienspezifische interne Erfahrungsmodelle.* Jeder Einzelne trägt in sich interne Repräsentationen von sich selbst und seinen Familienmitgliedern sowie von den Beziehungen, die zwischen ihm selbst und den anderen Familienmitgliedern bestehen. Dies ist ein Aspekt, der vor allem in der Familiendiagnostik und den darauf aufbauenden Interventionen eine wichtige Rolle spielt.

Wenn bislang im Wesentlichen von Paar- und Eltern-Kind-Beziehungen als dem Prototyp von Familien die Rede war, sollte jedoch nicht vergessen werden, dass das Beziehungsgefüge von Familien auch in einer erweiterten, d.h. mehr als zwei Generationen umfassenden Version, betrachtet werden muss. Dabei ist vor allem auf den bereits erwähnten in Deutschland und anderen westlichen Kulturen seit geraumer Zeit beobachtbaren Geburtenrückgang hinzuweisen. Als Folge dieser Entwicklung zeigt sich, dass *horizontale familiale Beziehungen* (d.h. zwischen Geschwistern oder Cousinen und Cousins) abgenommen haben, während – auch angesichts der allgemein verlängerten Lebenszeit – die Bedeutung *vertikaler familialer Beziehungen* (für Kinder sind dies neben den Eltern vor allem Großeltern und sogar Urgroßeltern) zugenommen hat.

Bezüglich vertikaler familialer Beziehungen bietet sich an, Familiensysteme mit einer wenigstens dreigenerationalen Betrachtung in den Blick zu nehmen. Abgesehen von genetischen Aspekten, die über mehrere Generationen ihre Wirkung entfalten und somit auch ihre Persönlichkeit bzw. Beziehungspersönlichkeit beeinflussen (zur Relevanz und Erfassung der Beziehungspersönlichkeit vgl. Schneewind und Gerhard, 2002), betrifft dies in einer dreigenerationalen Perspektive die folgenden Varianten von interfamilialen Beziehungen: (a) Auswirkungen von Großeltern-Beziehungen auf die Beziehungen ihrer Kinder, wenn diese selbst in Paar- bzw. Eltern-Beziehungen eintreten, (b) Auswirkungen von Paar- bzw. Eltern-Beziehungen auf die Beziehungen zu ihren eigenen Kindern und (c) Auswirkungen von Großeltern-Beziehungen auf die Beziehung zu ihren Enkelkindern.

Zu dem Einfluss der Paarbeziehungen von Großeltern auf Partnerschaften ihrer Kinder hat Kaiser (2015) in dem im Internet verfügbaren Familienhandbuch (www.familienhandbuch.de) folgende Aspekte zusammengefasst:

> Paarbeziehungen stehen lebenslang unter dem Einfluss der Herkunftsfamilien. Die Herkunftsfamilien sind für Partnerwahl und Partnerschaft hoch bedeutsam, weil sie ihre Nachkommen in vielfältiger Weise beeinflussen,
> - indem sie mit ihren Genen eine Fülle von Ressourcen und Anfälligkeiten weitergeben;
> - indem sie frühe Erfahrungen vermitteln, die darüber entscheiden, ob und wie sich genetische Anlagen, neuropsychische Schemata und Hirnstrukturen ausbilden;
> - über Erziehung, Lebenspraxis und Lebensstile, ihre Lebenskonzepte und Modellvorstellungen, Kompetenzen und Habitus, Traditionen und Rituale;
> - durch Bestimmung von Kriterien und Umständen der Partnerwahl ihrer Kinder;
> - als primäre Bezugssysteme meist lebenslang enger Kontakt der Angehörigen v.a. als Quellen und Empfänger sozialer Unterstützung wie auch Reglementierung und Kontrolle;
> - durch Vermächtnisse, Verfügungen und oft erheblichen Nachlass.

Durch diese Einflüsse können insbesondere Großeltern für ihre Enkelkinder in vielerlei Hinsicht eine wichtige Rolle spielen, etwa als Erziehungspersonen sowie Unterstützer und Entwicklungsbegleiter, Vermittler von Fachkräften und nicht zuletzt auch Repräsentanten von Werten und Ritualen (vgl. Brandl-Knefz, 2016).

Dies gilt auch für sog. *multilokale Mehrgenerationenfamilien*, d.h. Familien, die daran zu erkennen sind, dass mehrere Generationen bestehend aus Kindern, Eltern, Großeltern und auch Urgroßeltern zwar in getrennten Haushalten leben, aber dennoch enge persönliche Beziehungen pflegen (vgl. Bertram, 2000). Dies ist übrigens ein Aspekt, der in den bereits dargestellten haushaltsbezogenen Mikrozensus-Familien nicht berücksichtigt wird.

Insofern enge persönliche Beziehungen positiver Natur sind – was nicht immer der Fall ist (es gibt auch enge persönliche Beziehungen im familialen Kontext, in denen Personen sich in Missgunst, Hass und Abwertung „herzlich" miteinander verbunden fühlen) – geht es darum, dass in deren Kontext die Befriedigung zentraler menschlicher Grundbedürfnisse gegeben ist.

Darüber, was in der Psychologie unter Grundbedürfnissen – genauer: unter psychischen Grundbedürfnissen – zu verstehen ist, herrscht allerdings keineswegs Einigkeit. So geht z.B. Maslow (1971) in seiner viel zitierten „Bedürfnispyramide" – beginnend mit der Basis physischer Grundbedürfnisse über Sicherheitsbedürfnisse, Wertschätzung und Anerkennung bis zur Selbstverwirklichung – von fünf aufeinander aufbauenden Stufen aus. In der Selbstbestimmungstheorie von Ryan und Deci (2000) werden drei psychische Grundbedürfnisse ausgewiesen, die unter den Stichworten Autonomie, Kompetenz und soziale Eingebundenheit firmieren. Grawe (2000, S. 383ff.) postuliert vier psychische Grundbedürfnisse, die sich auf die Bedürfnisse (a) Bindung, (b) Orientierung und Kontrolle, (c) Selbstwerterhöhung und Selbstwertschutz sowie (d) Lustgewinn und Unlustvermeidung beziehen.

In Bezug auf Paarbeziehungen haben sich insbesondere die beiden Grundbedürfnisse nach Verbundenheit und Autonomie als wesentliche Bestimmungsstücke der Qualität von Beziehungsgestaltung erwiesen (vgl. Schmahl, 2012, S. 10–11). Im positiven Sinne geht es dabei vor allem um einen ausgeglichenen Beziehungsstil, bei dem Verbundenheit und Autonomie in einer Beziehung von beiden Partnern gleichwertig gelebt und erlebt werden.

Sofern diese Ausgewogenheit nicht gegeben ist, kann es zu einer *Selbstfokussierten Autonomie* sowie *Fremdfokussierten Verbundenheit* kommen. Gemeint ist damit eine übermäßige Betonung von Autonomie bzw. Verbundenheit, die bei einem oder auch beiden Partnern die Beziehungsgestaltung beeinflusst. Personen mit einer *Selbstfokussierten Autonomie* verhalten sich entsprechend den Befunden von Harter et al. (1997) dominant gegenüber dem Beziehungspartner, ziehen klare Grenzen zwischen sich und dem anderen und können in einer Beziehung nur wenig Intimität aushalten. Fremdfokussiert verbundene Personen ordnen sich in Beziehungen eher unter und vernachlässigen eigene Bedürfnisse, sind jedoch sehr sensibel für die Bedürfnisse und Gefühle des Partners.

Personen mit einem *balancierten Beziehungsstil* halten hingegen eigene Bedürfnisse und die des Partners im Gleichgewicht, verfügen im Kontakt mit dem Partner über flexible Grenzen, achten sensibel sowohl auf eigene Gefühle sowie auf die des Partners und fühlen sich sicher in ihrer Beziehung.

Im Folgenden soll im Sinne einer *vertikalen Perspektive* von Familienbeziehungen die Bedeutung von fünf Grundbedürfnissen für die Entwicklung von Kindern und Jugendlichen vorgestellt werden. Sofern diese Grundbedürfnisse durch entsprechendes Elternverhalten gefördert werden, besteht die Wahrscheinlichkeit, dass sie positive Entwicklungseffekte bei ihren Kindern zur Folge haben (vgl. Abb. 10, Schneewind, 2017).

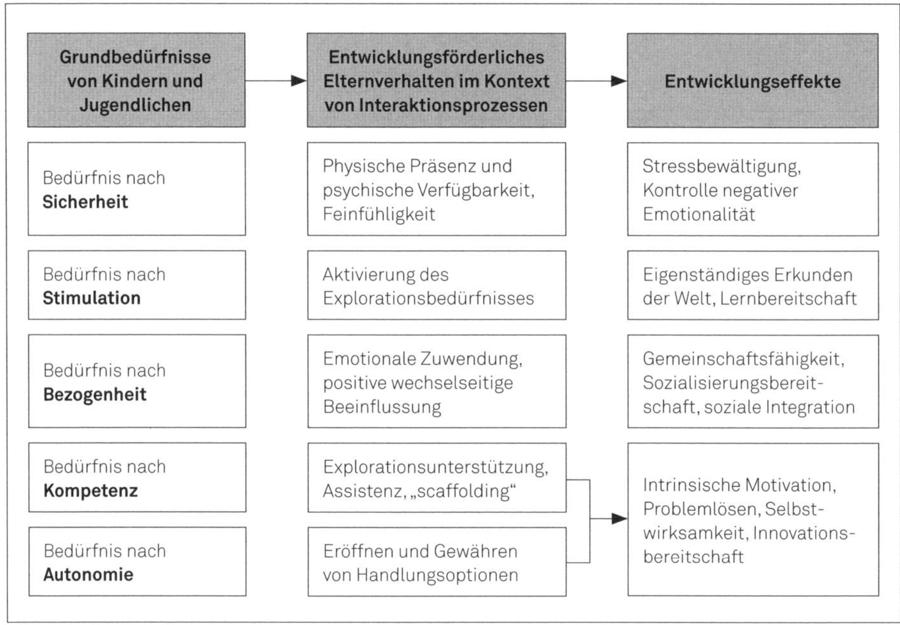

Abbildung 10: Positive Entwicklungseffekte bei Kindern und Jugendlichen und ihre Ursachen (nach Schneewind, 2017, S. 6) Hinweis: Das unter dem „Bedürfnis nach Kompetenz" erwähnte englische Stichwort „scaffolding" bedeutet im Deutschen so viel wie „ein Gerüst bereitstellen". Im Kontext entwicklungsförderlichen Elternverhaltens ist damit gemeint, dass die Eltern bei einer Problemlösung ihren Kindern Hinweise geben, die es den Kindern ermöglichen, das Problem eigenständig zu lösen und somit den Erfolg für sich zu verbuchen – z. B. beim Lösen eines Puzzles.

Elterliche Beziehungs- und Erziehungskompetenzen umfassen unterschiedliche Facetten, die als Voraussetzungen für die Kompetenz- und Autonomiebedürfnisse ihrer Kinder eine wichtige Rolle spielen. Im Wesentlichen sind dies neben selbst- und kindbezogenen Kompetenzen zum einen elterliche Aktivitäten, die sich auf das Bereitstellen und Aufsuchen von Kontexten beziehen, in denen ihre Kinder eigenständig ihre Entwicklung voranbringen können. Darüber hinaus stärken handlungsbezogene elterliche Kompetenzen im Umgang mit ihren Kindern, dass ihre Kinder die Erfahrung machen können, dass ihre Eltern wohlüberlegt und begründet handeln können, zugleich aber auch veränderungsoffen sind (vgl. Abb. 11).

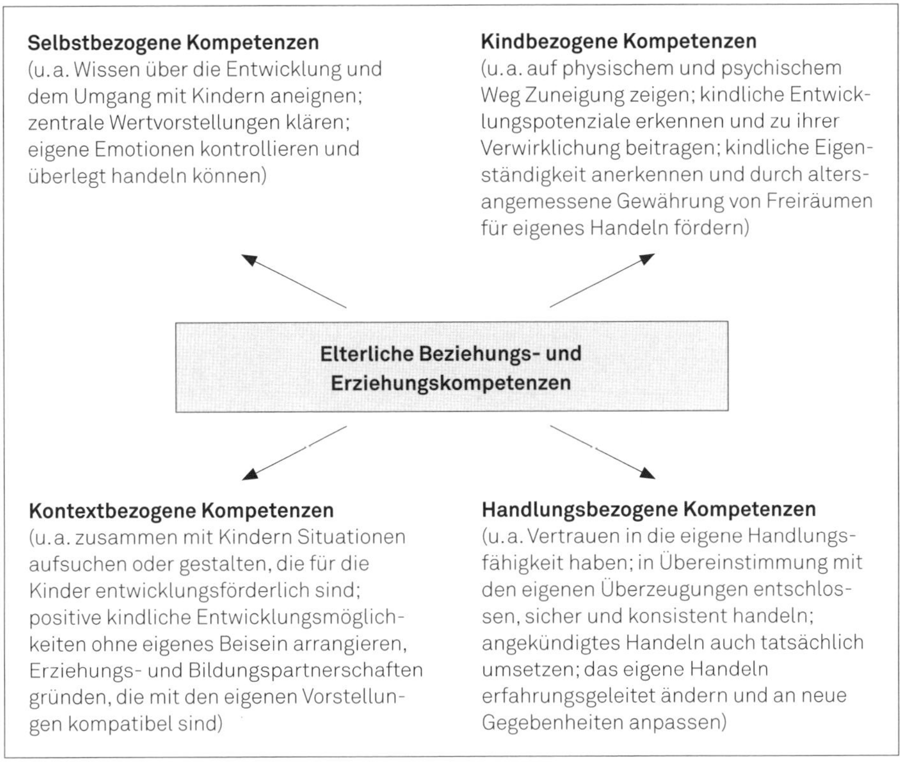

Abbildung 11: Facetten elterlicher Beziehungs- und Erziehungskompetenzen (nach Schneewind, 2010, S. 178 ff.)

Allerdings muss bei der Realisierung elterlicher Entwicklungsbemühungen für ihre Kinder berücksichtigt werden, dass elterliche Erziehung und Bildung nicht im luftleeren Raum stattfindet, sondern sich jeweils in einem sozioökonomischen und ethnokulturellen Kontext als zentrale Voraussetzung für elterliche Werte, Ziele und Praktiken äußert. Hinzu kommt auch, dass auf Seiten des Kindes eine entsprechende psychisch und physisch gegebene Bereitschaft bestehen muss, die letztlich die Verhaltensweisen und Einstellungen des Kindes zur Folge hat (vgl. Abb. 12, Schneewind, 2017) – ganz abgesehen davon, dass die Effekte elterlicher Erziehung keineswegs eine Einbahnstraße darstellen, sondern auch aktiv durch die Sozialisationsbereitschaft der Kinder (z.B. aufgrund von Temperamentsunterschieden oder körperlichen Beeinträchtigungen) beeinflusst werden.

Eine wichtige Rolle im Kontext der Ökologie des Familienlebens spielt das Familienklima, zu dem Hantel-Quitmann (2015, S. 293) festgestellt hat: „Wenn es den Erwachsenen gelingt, ein positives emotionales Familienklima herzustellen und aufrechtzuerhalten, dann werden die Kinder dies auch verinnerlichen [...] und eine besondere psychische Widerstandskraft (Resilienz) ausbilden.“

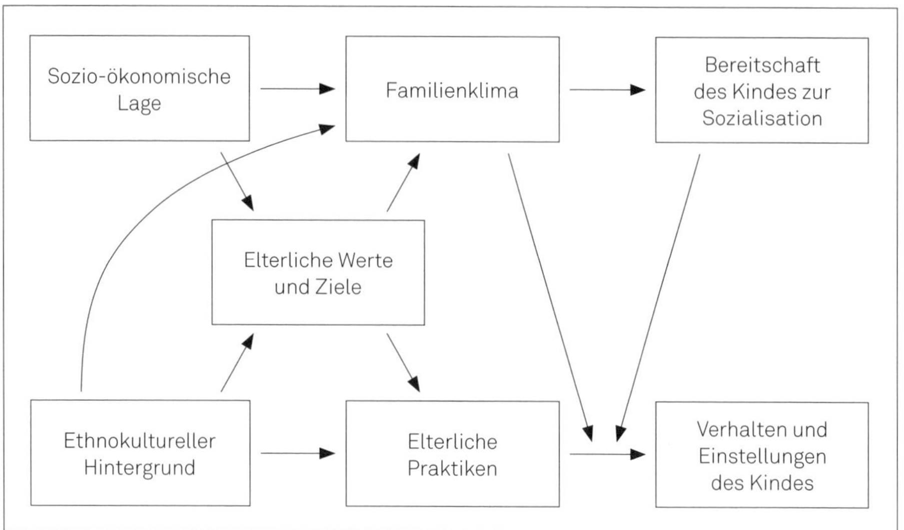

Abbildung 12: Elterliche Erziehung und Bildung im Kontext (nach Schneewind, 2017, S. 6)

Eine Präzisierung dessen, was man unter dem Familienklima-Konzept zu verstehen hat, bezieht sich auf drei übergeordnete Aspekte, nämlich (a) *Sozio-emotionale Orientierung*, d.h. ein Familienleben, das durch Harmonie und wechselseitige emotionale Zugewandtheit vs. wenig solidarisches und zugleich konfliktreiches Miteinander gekennzeichnet ist; (b) *Anregung*, d.h. ein Familienleben, für das Offenheit, eine große Bereitschaft zum Erfahrungsaustausch und gemeinschaftlichen Unternehmungen vs. Eintönigkeit und Passivität kennzeichnende Merkmale sind; (c) *Normorientierung*, d.h. ein Familienleben, das u.a. durch eine starre Einhaltung familieninterner Regeln sowie eine starke Orientierung an Leistung und Erfolg gekennzeichnet ist vs. ein Familienleben, für das die Einhaltung von Familienregeln oder Merkmale wie Ordnung, Planung und Leistungsethos von eher geringer Bedeutung ist (vgl. Schneewind, 1988, 2017). Insofern nimmt die in Abbildung 13 dargestellte Position des Familienklimas im Gesamtkontext familialen Lebens einen zentralen Stellenwert ein (vgl. Wertfein, 2006).

Dies ist darin begründet, dass das Familienklima im Sinne eines Wechselwirkungsprozesses von besonderer Bedeutung für die Qualität des Familienlebens ist – und zwar sowohl im Hinblick auf die Paarbeziehung als auch auf die Eltern-Kind-Beziehung, das Erziehungsverhalten und den generellen Umgang mit kindlichem Verhalten.

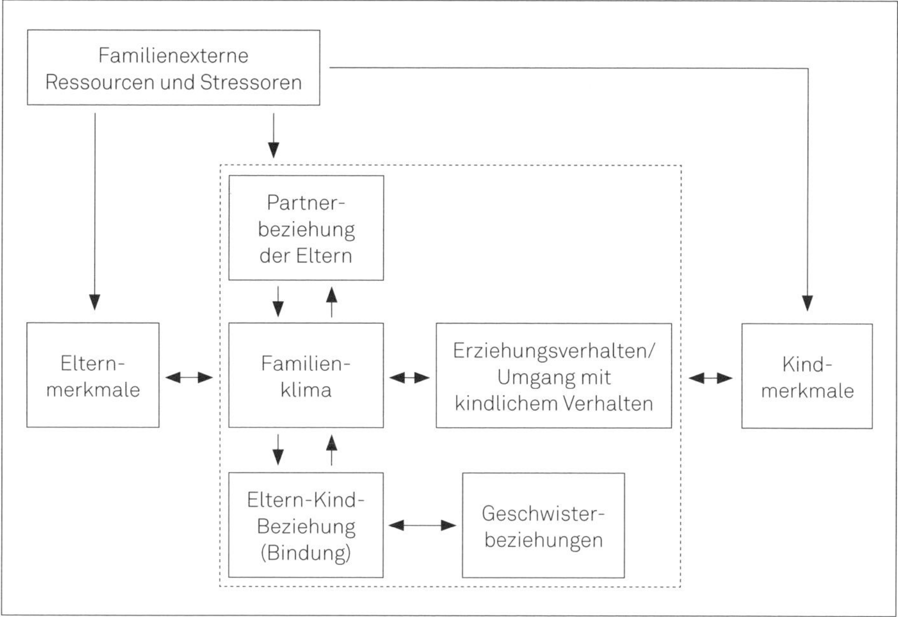

Abbildung 13: Einbettung des Familienklimas in die Lebenslage von Familien (nach Schneewind, 2017, S. 4, nach Wertfein, 2006)

Mit Bezug auf sog. *intakte* Familien betrifft dies im gestrichelten mittleren Quadrat der Abbildung 13 vor allem die Qualität der Partnerziehung sowie die Qualität der Eltern-Kind-Beziehung, die sich im konkreten Erziehungsverhalten sowie im Umgang mit kindlichem Verhalten äußert. Dabei kommt vor dem Hintergrund eines positiven Familienklimas (gekennzeichnet durch ein stark ausgeprägtes positiv-emotionales und anregendes bei gleichzeitig gering entwickeltem normativ-autoritärem Klima) der Beziehung zwischen elterlichem Erziehungsverhalten und der Entwicklung kindlicher Persönlichkeitsmerkmale jenseits aller anderen Einflussfaktoren eine besondere Bedeutung zu (vgl. Abb. 14).

Festzuhalten ist dabei, dass es sich bei dem im Abbildung 14 dargestellten Prozess nicht um einen deterministischen Vorgang, sondern um einen zirkulären Prozess handelt. Dies bedeutet, dass die Eltern aufgrund der Effekte ihres Erziehungsverhaltens eine sich im Verhalten ihrer Kinder äußernde Rückmeldung bezüglich der intendierten Wirksamkeit ihres Erziehungsverhaltens erhalten. Dies wiederum beeinflusst den weiteren Interaktionsprozess zwischen den Eltern und ihren Kindern.

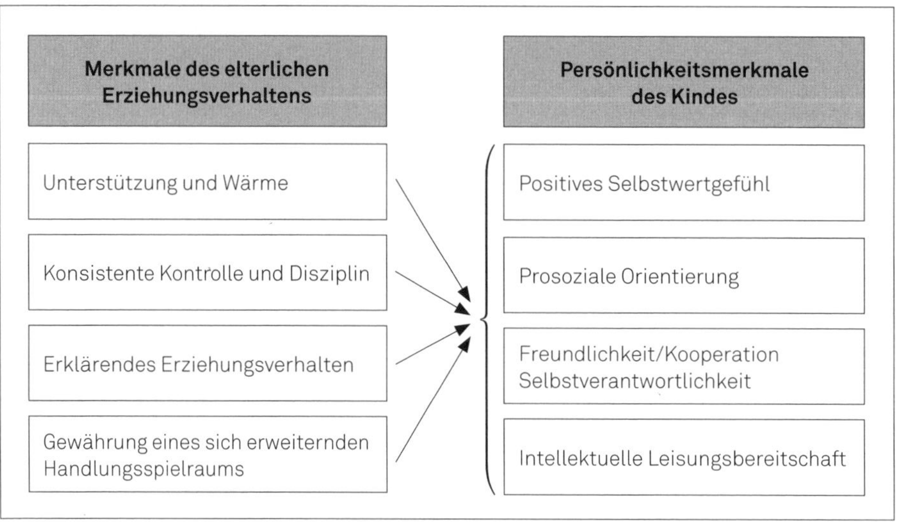

Abbildung 14: Auswirkung elterlichen Erziehungsverhaltens auf die Entwicklung von Persönlichkeitsmerkmalen ihrer Kinder (nach Schneewind, 2017, S. 7)

2 Familienbeziehungen klären: Themen und Ergebnisse nichtinterventiver familienpsychologischer Forschung

Die nichtinterventive familienpsychologische Forschung bezieht sich vor allem auf kontrollierte Quer- und Längsschnittstudien zur Beschreibung und Erklärung der Lebensumstände, Beziehungsformen und Qualität von Paaren und Familien sowie deren Entwicklung.

2.1 Unterschiede in den Beziehungen zufriedener und unzufriedener Paare und Ehen

Überblick

Hierzu werden die zentralen Aspekte und empirischen Befunde gelingender und misslingender Paarbeziehungen dargestellt. Bei unzufriedenen Paaren, deren Beziehung häufig zu Trennung und Scheidung führt, sind es vor allem Beziehungsprobleme (z.B. Kommunikationsschwierigkeiten, enttäuschte Erwartungen), zerstörerische Prozesse (z.B. Respektlosigkeit, häufige Streitereien, Gewalttätigkeit) und Untreue (z.B. konstante oder gelegentliche Außenbeziehungen). Hingegen zeichnen sich zufriedene Paare durch ein hohes Maß an Positivität (u.a. sichere Bindung, persönliche Verpflichtung, sexuelle Zufriedenheit, Verbundenheit) sowie ebenfalls stark ausgeprägte Konfliktbewältigungskompetenzen (u.a. geringe verbale Aggressivität und wenig Rückzugsverhalten in Konflikten, konstruktives Problemlösen) aus.

Auf die leider zu früh verstorbene Familienpsychologin Virginia Satir (2013) geht die Feststellung zurück, dass Paare die „Architekten der Familie" seien. Architekten können Häuser (oder auch Wohnungen) bauen, in denen man sich ein Leben lang wohlfühlt. Sie können allerdings auch Unterkünfte schaffen, für die dies nicht zutrifft. Im letzteren Fall stellt sich die Frage, ob man trotz der Unannehmlichkeiten in solchen Etablissements wohnen will oder sich eine andere Bleibe sucht, sofern es Angebote gibt, die einem zusagen.

Übertragen auf Paarbeziehungen sei zunächst ein Blick auf den Prototyp erfolgreicher „Familienarchitekten“ und deren Entwicklungsaufgaben im zeitlichen Verlauf geworfen (vgl. Tab. 4).

Tabelle 4: Phasen der normativen Paarentwicklung und exemplarische Entwicklungsaufgaben (aus Schneewind, Graf & Gerhard, 2000)

Phasen der Paarentwicklung	Entwicklungsaufgaben
Paare in der Frühphase ihrer Beziehung	• Lernen zusammenzuleben • Klärung der Aufgabenteilung zwischen den Partnern • Abgrenzung gegenüber konkurrierenden Beziehungen • Sicherstellung des Lebensunterhalts als Paar • Einigung zur Frage der Familienplanung
Paare mit kleinen Kindern	• Anpassung des Paarsystems an die Pflege und Betreuung eigener Kinder • Differenzierung zwischen Partner- und Elternrolle • Ausübung einer funktionsfähigen Elternallianz
Paare mit älteren Kindern und Jugendlichen	• Aufrechterhaltung einer stabilen und befriedigenden Paarbeziehung • Anpassung an den Beziehungswandel im Umgang mit älter werdenden Kindern • Entlassen der Kinder in die Eigenständigkeit
Paare in der nachelterlichen Phase	• Aushandeln eines neuen Verständnisses der Paarbeziehung nach dem Weggang der Kinder • Neuorientierung des Lebensstils als Person und Paar • Integration neuer Aufgaben und Rollen im Kontakt mit den erwachsenen Kindern
Paare in der späten Lebensphase	• Anpassung an veränderte zeitliche Rahmenbedingungen von Gemeinsamkeiten nach dem Ausscheiden aus dem Arbeitsleben • Auseinandersetzung mit Gebrechlichkeit bzw. Tod des Partners • Klärung testamentarischer Verfügungen gegenüber den Nachkommen

Bei einer Übertragung der *Architektenmetapher* auf unzufriedene Paare mit einer über 20-jährigen Ehedauer hat Lind (2001) folgende scheidungsförderliche Indizien gefunden (vgl. auch Hötker-Ponath, 2014):

- zunehmende Entfremdung der Partner
- geringe oder dysfunktionale Kommunikation
- ungleiche Machtverteilung
- langanhaltende sexuelle Unzufriedenheit einer oder beider Partner
- einmalige oder jahrelange sexuelle Untreue
- Ablösung der gemeinsamen Kinder
- fehlende gemeinsame Interessen

Nach den Befunden der Bundeszentrale für politische Bildung (2012) haben sich die Scheidungsursachen im Lauf der letzten Jahrzehnte deutlich gewandelt. Demnach haben frühere subjektive Scheidungsgründe wie Gewalttätigkeit, Alkoholismus und sexuelle Untreue stark an Bedeutung verloren. Sie wurden abgelöst von anderen Ursachen wie *Kommunikationsprobleme, emotionale Verarmung* und *fehlende gemeinsame Interessen.*

Hinzu kommt, dass mit der bereits erwähnten *Normalisierung* der Scheidung die Bedeutung bestimmter Merkmale der Lebenssituation, die lange als Scheidungsbarrieren gewirkt haben, weitgehend abgenommen hat. So haben sich konfessionelle und milieutypische Unterschiede im Vergleich zu früher erheblich nivelliert.

Andere Scheidungsursachen haben dagegen Bestand. Dazu gehören ausgeprägte Stadt-Land-Unterschiede. Tatsache ist, dass das Scheidungsrisiko in Städten fast doppelt so hoch wie in ländlichen Gebieten ist. Darüber hinaus hat sich auch gezeigt, dass Ehen, in denen beide Partner erwerbstätig sind, häufiger geschieden werden als Ehen, in denen die Frau zu Hause bleibt.

Im Gegensatz zu früheren Zeiten sind Kinder in einer Ehe heute kein Hindernis mehr für eine Trennung oder Scheidung. Nur in der Phase mit Kindern unter fünf Jahren ist noch ein die Ehe stabilisierender Effekt nachweisbar.

Aus psychologischer Sicht lassen sich drei zentrale Faktoren benennen, die sowohl zu Scheidungen, als auch zur Auflösung von nichtehelichen Partnerschaften führen. Es sind dies

1. eine unbefriedigende *Attraktivität* der Beziehung, d.h. im Sinne einer im wirtschaftlichen Leben gebräuchlichen „Kosten-Nutzen“-Rechnung wird das Verhältnis von Leistung und Gegenleistung als unausgewogen wahrgenommen,
2. mangelnde *Barrieren*, d.h. keine Umstände oder Einflüsse, die eine Auflösung der Partnerschaft erschweren oder verhindern,
3. attraktive und erreichbare *Alternativen*, d.h. andere Partner oder eine verbesserte Lebenssituation als Single.

Dabei ist zu berücksichtigen, dass geschiedene oder getrenntlebende Partner eine schlechtere körperliche Gesundheit aufweisen als verheiratete, verwitwete oder unverheiratete Personen. Darüber hinaus geht eine belastete Beziehungsqualität auch mit einer persönlich ungünstigeren Einschätzung der Gesundheit einher. Hinzu kommt, dass unzufriedene Partner eine reduzierte Immunkompetenz aufweisen, was – wie Kiecolt-Glaser, Gouin und Hantsoo (2010) nachgewiesen haben – zum Teufelskreis „giftiger" Beziehungen führen kann (vgl. Abb. 15).

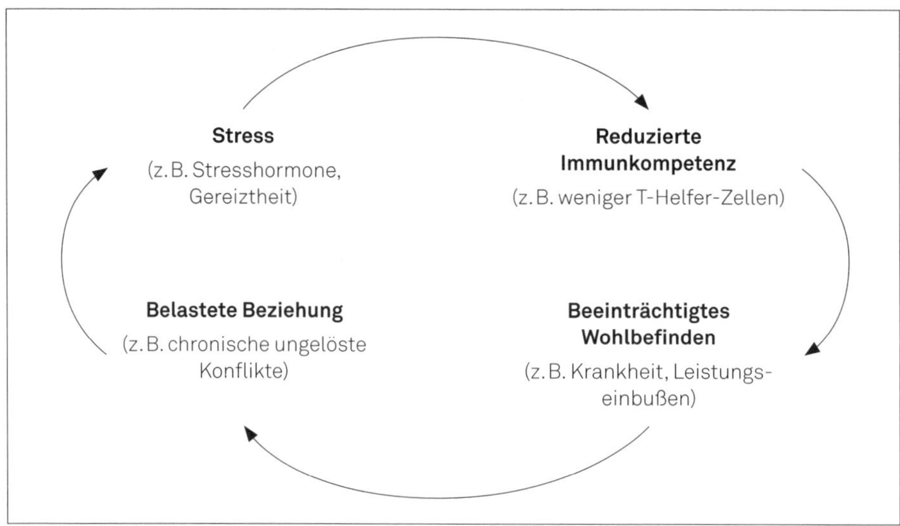

Abbildung 15: Teufelskreis „giftiger" Beziehungen (nach Kiecolt-Glaser, Gouin & Hantsoo, 2010)

Ein weiterer zentraler Faktor, der zu Trennung und Scheidung führen kann, ist im Kontext der Paarkommunikation die *Qualität der Kommunikation*, die sich – wie auf der nächsten Seite in Tabelle 5 dargestellt – auf drei Kommunikationskanäle bezieht. Diese können ihrerseits positiv oder negativ ausgeprägt sein. Im *verbalen Modus* geht es um den Sprachinhalt bei Aussagen und Beschreibungen von Sachverhalten. Der *paraverbale Modus* bezieht sich auf die Sprechweise, die u. a. am Tonfall, der Lautstärke und der Tonhöhe erkennbar ist. Hingegen äußert sich der *nonverbale Modus* durch den sprachbegleitenden Körperausdruck, der sich im Kommunikationsprozess vornehmlich an der geäußerten Mimik und Gestik zu erkennen gibt. Den Untersuchungsbefunden Mehrabians (1967) zufolge beläuft sich im gesamten Kommunikationsprozess der wirksame Anteil der verbalen Kommunikation auf 7% während der paraverbale Anteil 38% und der nonverbale Anteil sogar 55% ausmacht (vgl. hierzu auch Schneewind, 2018b).

Vor dem Hintergrund dauerhaft negativer verbaler, paraverbaler und nonverbaler Kommunikationsmuster führt dies sowohl zu physischen als auch zu psychischen Konsequenzen, d. h. zu einer mangelhaften Partnerschaftsqualität und -stabilität. Wie bereits erwähnt, weisen die *physischen Konsequenzen* in Bezug auf die Gesundheit bei geschiedenen und getrenntlebenden Partnern aufgrund einer reduzierten Immunkompetenz (vgl. Abb. 15) schlechtere Werte auf als bei vergleichbaren verheirateten, verwitweten oder unverheirateten Personen. Deutlich umfangreicher sind die im Folgenden dargestellten *psychischen Konsequenzen* im Kontext einer mangelhaften Partnerschaftsqualität und -stabilität (vgl. hierzu Römer, 2008; Schlack et al. 2013):

- In unzufriedenen Beziehungen besteht ein höheres Risiko für psychiatrische Störungen.
- Geschiedene Personen sind überproportional in stationären und ambulanten psychiatrischen Populationen vertreten.
- Für Patienten mit psychiatrischen Symptomen, die in unzufriedenen Beziehungen leben, ergibt sich ein höheres Rückfallrisiko nach einer Behandlung.
- Vor allem Frauen, die in unzufriedenen Beziehungen leben, weisen erhöhte Depressionswerte auf.
- Partnerschaftsprobleme sind eine häufige Ursache des „Problemtrinkens". Eine Behandlung des Alkoholismus hat in diesem Fall schlechtere Prognosen sowie ein erhöhtes Rückfallrisiko nach erreichter Abstinenz.
- Beziehungsstörungen erhöhen das Risiko für Angststörungen.

Angesichts der diversen Beeinträchtigungen in Paarbeziehungen stellt sich die Frage, ob es so etwas wie ein ideales Paar überhaupt gibt. Die nachfolgenden Merkmale für das „ideale Paar" sind – nicht ganz ohne Augenzwinkern – eine karikierende statistische Kollage, die aus statistischem Material zusammengestellt wurde

Tabelle 5: Kommunikationskanäle (nach Mehrabian, 1967)

Verbal	Paraverbal	Nonverbal
	positiv	
„Das ist wirklich eine gute Idee von Dir" „Das war super, wie wir das hingekriegt haben"	Ruhig, fest, klar, deutlich, bestimmt, artikuliert	Blickkontakt, zugewandte Körperhaltung, den Sprachinhalt unterstreichende Gestik
	negativ	
„Schon wieder bist Du total unzuverlässig" „Ich werde hier immer als Versager abgestempelt"	Gereizter, nervöser Tonfall, Stimme sehr laut/leise, schrill, schnell, abgehackt, monoton	Starrer Blick, abgewandter Blick, verächtliche Mimik, abwertende Gestik
Sprachinhalt Aussagen, Beschreibungen	**Sprechweise** Tonfall, Lautstärke, Tonhöhe	**Körperausdruck** Mimik, Gestik

und einer persönlichen Mitteilung von Jürgen Dorbritz vom Bundesinstitut für Bevölkerungsforschung zu verdanken ist:

- Frau und Mann verbindet eine starke Emotionalität und Sexualität.
- Sie kommunizieren regelmäßig und haben einen positiven Kommunikationsstil.
- Sie sind treu, gegeneinander solidarisch und unterstützen sich.
- Sie haben gemeinsame Kinder, Freunde und Wohnungseigentum.
- Weder ihre Eltern noch sie selbst haben bislang eine Scheidung erlebt.
- Sie sind gleich gebildet und etwa gleichaltrig und haben ähnliche Interessen und Lebensentwürfe.
- Sie haben nicht zu früh geheiratet und vor der Eheschließung längere Zeit zusammengelebt.
- Sie sind religiös gebunden und traditionell orientiert.
- Sie leben nicht in der individualistischen Umgebung von Großstädten.

In einer eigenen Studie zur Beziehungsqualität zwischen Ehepartnern haben sich zwei Aspekte – nämlich *wahrgenommene Positivität* und *Konfliktkompetenz* – als zentrale Ingredienzien einer positiven Beziehungskompetenz herausgestellt. Wahrgenommene Positivität ist gekennzeichnet durch die Merkmale „sichere Bindung", „persönliche Verpflichtung", „sexuelle Zufriedenheit" und „Verbundenheit". Konfliktkompetenz äußert sich als „konstruktives Problemlösen", „geringe verbale Aggressivität" und „wenig Rückzugsverhalten in Konflikten" (vgl. Schneewind & Wunderer, 2003a).

Einige weitere Kennzeichen bei Paaren mit einer hohen Positivität und Konfliktkompetenz im Vergleich zu Paaren mit niedrigen Werten beider Merkmale sind in Abbildung 16 wiedergegeben. Dabei erfolgten die jeweiligen Einschätzungen sowohl durch die Frauen als auch deren Männer auf einer fünfstufigen Skala (1 = trifft überhaupt nicht zu; 5 = trifft voll und ganz zu) wiedergegeben.

Die Daten der Abbildung 16 zeigen, dass Frauen und Männer *innerhalb der beiden Gruppen* sich weitgehend ähnlich einschätzen, wohingegen sich *zwischen den beiden Gruppen* markante Unterschiede ergeben. Dies trifft vor allem für positive „paarbezogene Überzeugungen" und „Zukunftserwartungen", aber auch für den Aspekt „schwierige Persönlichkeit" zu. Hingegen weisen die Merkmale „Gerechtigkeit in Haushalt" und „Kindererziehung" die geringsten Differenzen zwischen Paaren mit hoher und niedriger Positivität/Konfliktkompetenz auf.

Personen können sich auch hinsichtlich ihrer *subjektiven Beziehungstheorien* unterscheiden. Dies betrifft vor allem zwei Überzeugungsmuster. Zum einen kann dies die Überzeugung sein, dass die Qualität einer Beziehung als „schicksalhaftes Ereignis" betrachtet wird (etwa nach dem Motto „Zwei Menschen, die eine Beziehung eingehen, passen entweder zueinander oder eben nicht"). Zum anderen kann eine Beziehung generell unter dem Gesichtspunkt „Wachstum" eingeschätzt wer-

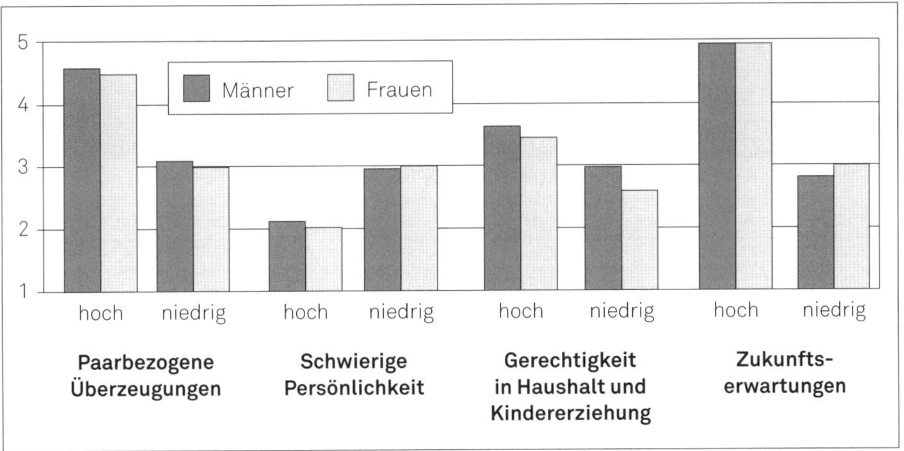

Abbildung 16: Vergleich von Paaren mit hoher versus niedriger *Positivität* und *Konfliktkompetenz* (nach Schneewind & Wunderer, 2003a)

den (z.B. nach dem Motto „Die ideale Beziehung entwickelt sich mit der Zeit Schritt für Schritt").

Eine Haltung, die eine Beziehung als „Wachstum" begreift, ist über folgende Aspekte mit einer positiven Ehezufriedenheit gekoppelt: (a) hohe Ansprüche an die Beziehung in Bezug auf Gemeinsamkeit, Gleichberechtigung und Investition in die Beziehung, (b) wenig irrationale Überzeugungen wie etwa die Meinung, die Qualität einer Beziehung sei vor allem von genetischen Einflüssen abhängig, (c) hohe Bewältigungskompetenz bei herausfordernden Ereignissen, (d) wohlwollende Zuschreibungen auch im Falle problematischer Situationen.

Demgegenüber haben Gottman et al. (1998) in Anlehnung an die vier apokalyptischen Reiter des neuen Testaments (nämlich: Krieg, Hunger, Pest und Tod) die *vier apokalyptischen Reiter der Paarbeziehung* beschrieben, die mit großer Wahrscheinlichkeit eine Partnerschaft in den Ruin treiben. Es sind dies im Sinne der bereits erwähnten Unterscheidung zwischen verbalen, paraverbalen und nonverbalen Aspekten der Kommunikation (vgl. Tab. 5):

1. *Kritik*. Verbal: z.B. kritische Bemerkungen, Ablehnung, Widerspruch (paraverbal: z.B. gereizte Stimme; nonverbal: z.B. Kopfschütteln, Stirnrunzeln)
2. *Defensivität*. Verbal: z.B. Entschuldigungen bei gleichzeitigen Rechtfertigungen, Gegenanklagen, „Ja-Aber-Äußerungen" (nonverbal: z.B. kleinlaute Stimme; paraverbal: z.B. verkrampftes Lächeln, abgewandte Körperhaltung, verschränkte Arme)
3. *Verächtlichkeit*. Verbal: z.B. sarkastische Bemerkungen, Beleidigungen, feindseliger Humor, Lächerlich-Machen (paraverbal: z.B. eisiger oder höhnischer Tonfall; nonverbal: z.B. sich körperlich abwenden, Augen verdrehen)

4. *Abblocken.* Verbal: z. B. Schweigen (paraverbal: z. B. verächtliches Stöhnen; nonverbal: z. B. Blickkontakt vermeiden, abweisende Köperhaltung, sich bewusst mit etwas Anderem beschäftigen)

Welche Dynamik die vier apokalyptischen Reiter in der Kommunikation entfalten können, ist in Abbildung 17 wiedergegeben.

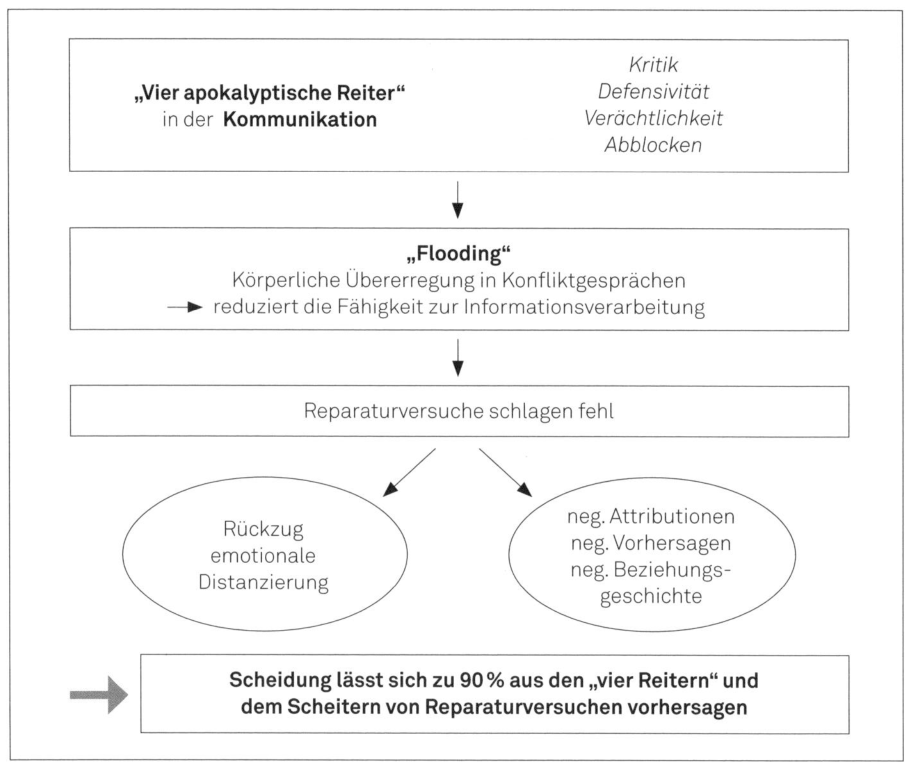

Abbildung 17: Gottmans „Vier apokalyptische Reiter“ der Kommunikation in Paarbeziehungen (aus Schneewind, 2010, S. 160, nach Gottman, Coan, Carrere & Swanson, 1998)

Des Weiteren hat Gottman darauf hingewiesen, dass es auch in den zufriedensten Paarbeziehungen zu negativen Interaktionen kommen kann. Wenn dies der Fall ist, tendieren zufriedene Paare dazu, negative durch positive Interaktionen auszugleichen, und zwar im Verhältnis 5:1, d. h. wenn zum Beispiel der eine Partner eine Zusage gegenüber dem anderen Partner nicht eingehalten hat, bemüht er sich, seinen faux pas mit fünf positiven Interaktionen wieder auszugleichen (vgl. Abb. 18). Hingegen liegt nach Gottmans Befunden dieses Verhältnis in unzufriedenen Paarbeziehungen weit unter der 5:1-Regel.

Zufriedene Paare gleichen negative Interaktionen durch positive wieder aus – und zwar im Verhältnis
5:1

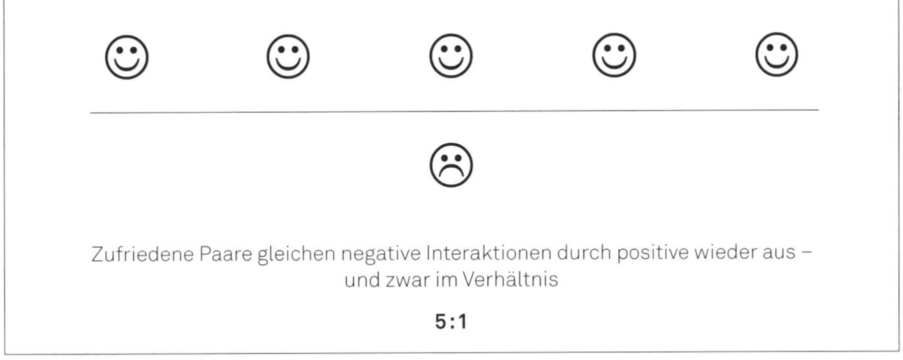

Abbildung 18: Gottmans „Magischer Quotient" (nach Gottman, Coan, Carrere & Swanson, 1998)

Die Gründe dafür, dass es in Paarbeziehungen zu negativen Interaktionen kommt, die letztlich auch zu Trennung und Scheidung führen können, sind vielfältig, wie der Liste der folgenden Top 10 der Scheidungsgründe (n. d.) des Internet Portals *www.scheidung.de* (nach Einschätzung der Autoren „Deutschlands Scheidungsservice Nr. 1") zu entnehmen ist:

1. Die Hochzeit selbst
2. Fehlende Kommunikation unter den Eheleuten
3. Mit einem neuen Partner wird alles besser
4. Ständige Fehlersuche nur beim anderen
5. Flucht aus der Ehe schon bei den kleinsten Problemen
6. Zu faul sein, nach der Heirat noch um den anderen zu werben
7. Fehlender Respekt vor dem anderen, seinem Beruf, seinen Freunden, seinen Hobbies
8. Desinteresse am anderen
9. Ständige Besserwisserei in Alltagsdingen
10. Kleinlichkeit in Gelddingen

Wenn man die genannten Trennungs- und Scheidungsgründe mit Blick auf Gottmans magischen Quotienten betrachtet, ergeben sich vielfältige Möglichkeiten, die 5:1-Regel zu unterbieten. Dennoch hat Gottman fünf Typen von Partnerschaften empirisch nachweisen können, von denen drei trotz unterschiedlicher Temperamente das kritische Verhältnis von 5:1 in problematischen Situationen einhalten. Hingegen tendieren zwei weitere Typen von Partnerschaften zu einem dauerhaften Unterschreiten der 5:1-Regel und qualifizieren sich damit als Kandidaten für Trennung oder Scheidung (vgl. Abb. 19).

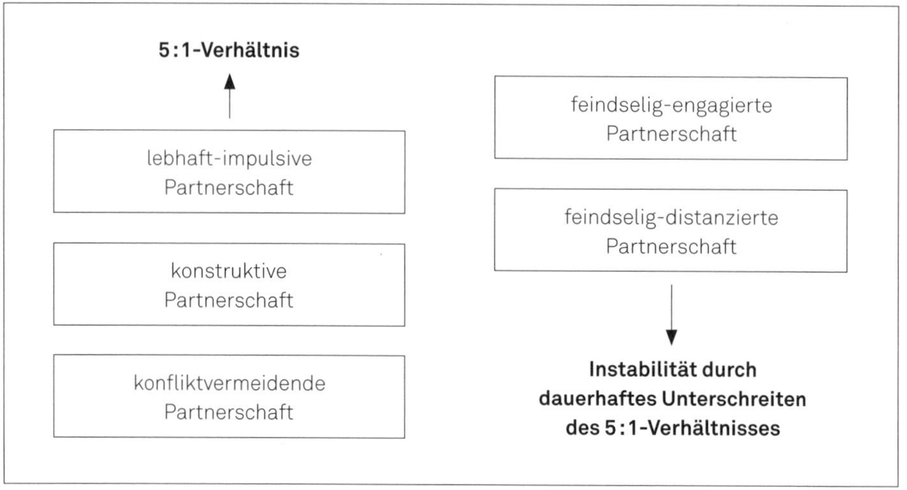

Abbildung 19: Stabile und instabile Partnerschaften (nach Gottman, Coan, Carrere & Swanson, 1998)

Dass es dabei im Laufe der Zeit auch zu Veränderungen kommen kann, die im Sinne Gottmans von einer lebhaft-impulsiven zu einer feindselig-distanzierten Paarbeziehung führt, sei am Beispiel von Albert Einstein, dem Schöpfer der Relativitätstheorie, illustriert. Noch vor Beginn seiner ersten Ehe mit der aus Serbien stammenden Mileva Marič wird in einem im Internet überlieferten Beitrag Folgendes zitiert:

> Ich sehne mich furchtbar nach einem Brief von meiner geliebten Hex. Ich kann kaum fassen, daß wir noch solange getrennt sind – jetzt sehe ich erst, wie furchtbar lieb ich Dich habe! Laß Dirs ja recht gut gehen, damit Du mir ein blühendes Schätzchen wirst und toll wie ein Gassenbub. (Calaprice, 2015, S. 70)

Jahre später, als Einstein beruflich nach Berlin wechselte, hatte sich bei ihm eine andere Haltung gegenüber seiner Frau entwickelt:

> Wolle sie weiterhin mit ihm in ihrer gemeinsamen Wohnung in Berlin-Dahlem leben, habe sie folgende Bedingungen zu erfüllen: Sie habe für Kleider und Wäsche, drei anständige Mahlzeiten im Zimmer, für Ordnung in seinem Schlaf- und Arbeitszimmer zu sorgen; sie müsse auf alle persönlichen Beziehungen zu ihm verzichten, sie habe weder Zärtlichkeiten von ihm zu erwarten, noch dürfe sie ihm deswegen Vorwürfe machen; außerdem habe sie Einsteins ‚Schlaf- bzw. Arbeitszimmer sofort und ohne Widerrede zu verlassen', wenn er sie darum ersuche. (Zähringer, 2015)

Es ist dies ein Zitat, das im Sinne Gottmans (vgl. Abb. 19) wohl eher für eine feindselig-distanzierte Paarbeziehung spricht.

Vor diesem Hintergrund wird verständlich, dass Einstein, der – wie in der Biografie von Bührke (2005) berichtet wird – in Sachen Frauen kein „Kostverächter" war, nicht ohne Selbstironie zu der Behauptung kam: „Manche Männer bemühen sich lebenslang, das Wesen einer Frau zu verstehen. Andere befassen sich mit weniger schwierigen Dingen, zum Beispiel der Relativitätstheorie."

Auch ohne sich mit der Relativitätstheorie oder ähnlich schwierigen Herausforderungen zu beschäftigen, gibt es eine Reihe von konstruktiven Strategien, die zur Aufrechterhaltung oder auch „Reparatur" von Paarbeziehungen beitragen können. Hierzu einige Anregungen:

1. *Positivität:* fröhlich sein, optimistisch sein, Kritik am Partner vermeiden, bei Unterhaltungen aufmerksam und zuvorkommend sein, sich interessant darstellen, sich persönlich weiterentwickeln.
2. *Offene Kommunikation:* direkt und freimütig über die Beziehung sprechen, Gefühle mitteilen.
3. *Zuneigung:* Liebe bekunden, Treue beweisen, zärtlich sein, sexuell intim sein, Verhaltensweisen hervorheben, die auf eine gemeinsame Zukunft hinweisen, Freude bereiten, etwas schenken, einen Gefallen tun, Briefe schreiben, anrufen.
4. *Gemeinsame Aktivitäten/Kontakt:* Zeit gemeinsam verbringen, Rituale pflegen, eigene Aktivitäten mit dem Partner teilen, an den Aktivitäten des Partners teilnehmen.
5. *Netzwerke:* Zeit mit Freunden und Familienangehörigen verbringen, die die Beziehung unterstützen.
6. *Aufgabenteilung:* Haushaltsverantwortlichkeiten übernehmen, Haushaltspflichten zuverlässig nachkommen. (Schneewind, 2016)

Im Folgenden soll kurz auf zwei familienpsychologisch relevante Einflussgrößen bezüglich der Qualität von Paarbeziehungen eingegangen werden. Zum einen sind dies spezifische Merkmale, welche die *Beziehungspersönlichkeit* der Partner kennzeichnen und zum anderen besondere Aspekte des *Paarklimas* aus der Sicht beider Partner und deren Zusammenhang mit der erlebten paarbezogenen Zufriedenheit.

Was die Beziehungspersönlichkeit anbelangt, lassen sich drei relativ unabhängige Merkmale – nämlich *Kompetenz*, *Einfühlsamkeit* und *Verletzbarkeit* – benennen (vgl. Schneewind & Gerhard, 2002), die auch mit den sogenannten *Big Five* der Persönlichkeit (siehe S. 61) assoziiert sind. Auf der Basis von Clusteranalysen können dann drei Persönlichkeitstypen bestimmt werden, die in Abbildung 20 anhand von z-Skalen-Werten (Mittelwert = 0; eine Standardabweichung = ±1,0) wiedergegeben sind.

Die in Abbildung 20 wiedergegebene Grafik lässt drei Gruppen mit unterschiedlichen Ausprägungen der Aspekte *Kompetenz*, *Einfühlsamkeit* und *Verletzbarkeit* erkennen. Dabei zeigen sich insbesondere für die beiden als *positiv* und *weniger positiv* gekennzeichneten Gruppen nahezu konträre Ausprägungen hinsichtlich der drei Merkmale der Beziehungspersönlichkeit, während für die mittlere Gruppe bei überdurchschnittlichen Werten für *Kompetenz* und *Einfühlsamkeit* zugleich auch eine relativ stark ausgeprägte *Verletzbarkeit* kennzeichnend ist.

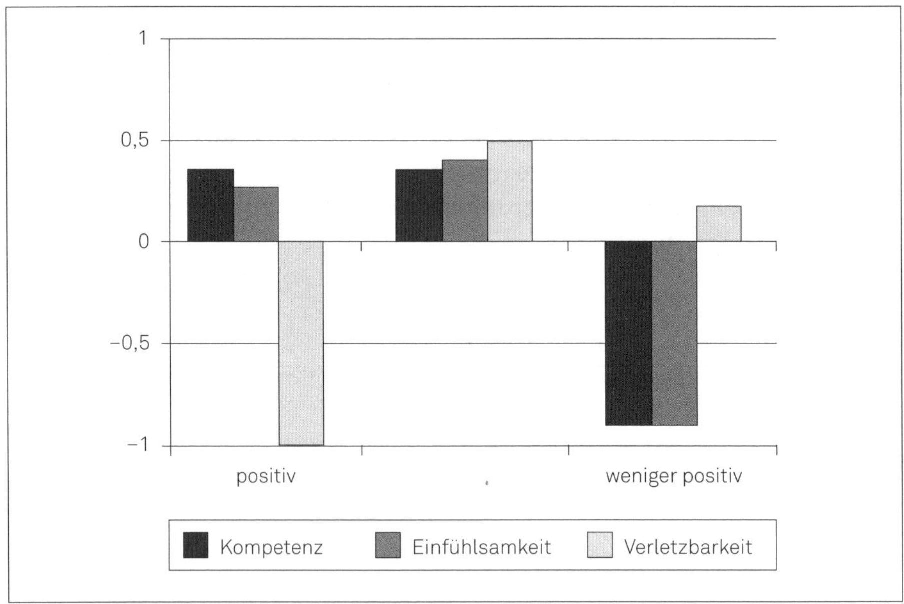

Abbildung 20: Beziehungspersönlichkeitstypen nach Cluster-Analysen

Hinzu kommt, dass eine über fünf Jahre hinweg durchgeführte Längsschnittstudie nachweisen konnte, dass – vermittelt durch eine partnerschaftsförderliche Qualität der Konfliktbewältigung – eine positiv ausgeprägte Beziehungspersönlichkeit einen erheblichen Beitrag zur Erklärung der Ehezufriedenheit leisten kann (vgl. Abb. 21).

Ein weiterer Einflussfaktor, der mit der Ehezufriedenheit zusammenhängt, ist die Qualität des Paarklimas, das durch die drei Merkmale *Zusammenhalt, Anregung* und *Kontrolle* gekennzeichnet ist (vgl. Schneewind & Kruse, 2002).

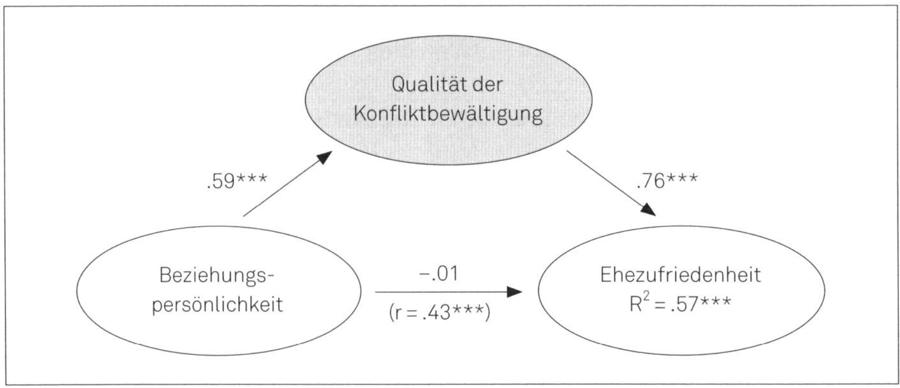

Abbildung 21: Konfliktkompetenz vermittelt zwischen Beziehungspersönlichkeit und Ehezufriedenheit nach fünfjähriger Ehe)

Wie in Abbildung 22 dargestellt, ist ein starker Zusammenhalt und viel Anregung bei gleichzeitig gering ausgeprägter Kontrolle mit einer hohen Zufriedenheit beider Partner assoziiert. Hingegen geht eine durch geringen Zusammenhalt und wenig Anregung sowie eine stark ausgeprägte Kontrolle gekennzeichnetes Paarklima mit einer niedrigen Paarzufriedenheit einher.

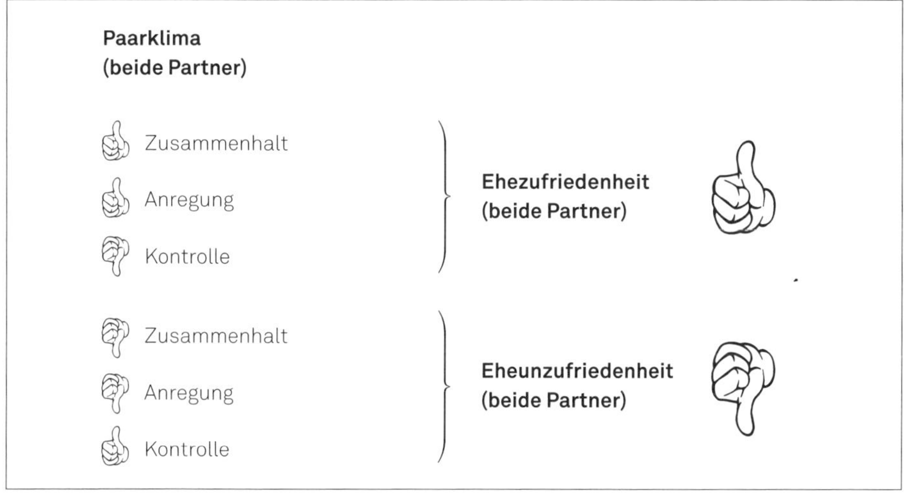

Abbildung 22: Zusammenhang zwischen Paarklima und Ehezufriedenheit

Die unterschiedliche Qualität des Paarklimas spiegelt sich im zeitlichen Verlauf auch in der Entwicklung der Ehezufriedenheit wider (vgl. Abb. 23). Dies ist vor allem dann der Fall, wenn beide Partner in ihrer Ehebeziehung ein positives versus negatives Paarklima erleben – so zum Beispiel vor allem bei einem Vergleich von jungen Ehen, die über einen Zeitraum von über zwei Jahren kinderlos geblieben sind oder aber Nachwuchs bekommen haben.

Sofern beide Partner ein positives Paarklima erleben, ergibt sich auch nach der Geburt eines Kindes kein statistisch bedeutsamer Unterschied im Vergleich zu kinderlosen Paaren mit einem ähnlich positiven Paarklima. Hingegen kommt es bei Ehepaaren, die ihr Paarklima negativ einschätzen, zu einem deutlichen Absinken ihrer Ehezufriedenheit in der Zeit nach der Geburt eines Kindes.

Dass die Qualität des Paarklimas auch mit Persönlichkeitsmerkmalen der Partner zusammenhängt, zeigt sich u.a. durch markante Korrelationen der *Big Five* der Persönlichkeit (d.h. Neurotizismus, Extraversion, Offenheit, Verträglichkeit und Gewissenhaftigkeit) mit den Paarklimaskalen. So ist z.B. der Paarklima-Aspekt *Zusammenhalt* positiv mit den Persönlichkeitsmerkmalen *Verträglichkeit* und *Gewissenhaftigkeit* und negativ mit *Neurotizismus* assoziiert. Für das Paarklimamerkmal *Anregung* sind es vor allem die Persönlichkeitsdimensionen *Extraversion* sowie

Offenheit und für den Paarklimaaspekt *Kontrolle* schlägt mit einem negativen Beigeschmack das Persönlichkeitsmerkmal *Gewissenhaftigkeit* zu Buche (vgl. Prinzie et al., 2009).

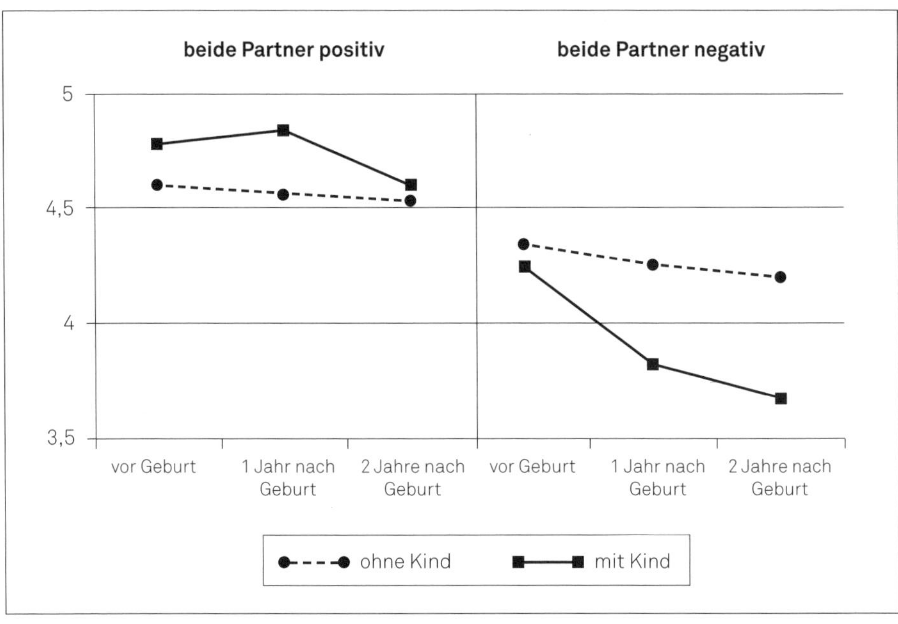

Abbildung 23: Entwicklung der Ehezufriedenheit bei Eltern und Nichteltern in Abhängigkeit unterschiedlicher Ausgangsniveaus des Paarklimas (nach Schneewind & Kruse, 2002)

Allerdings geht es – wie in Abbildung 24 dargestellt – in Paarbeziehungen nicht nur um das gemeinschaftliche Wohlergehen, sondern auch darum, dass jeder der Partner unabhängig vom Partner bezogen auf sich selbst Aktivitäten entfalten kann, die zum persönlichen und letztlich auch paarbezogenen Wohlbefinden beitragen. Auf diese Weise kann eine wechselseitige Verstärkung persönlichen und gemeinschaftlichen Wohlbefindens stattfinden (vgl. hierzu auch die Befunde von Carr, Freedman, Cornman & Schwarz, 2014, zum Zusammenhang von Ehe- und Lebensqualität für Paare im späteren Alter, die diese These empirisch untermauern).

Der Aspekt des persönlichen und Beziehungs-„Enrichments" stellt u. a. eine wichtige Ressource für Paare dar, wenn sie – indem sie Eltern werden – den Übergang zum Familienstatus realisieren.

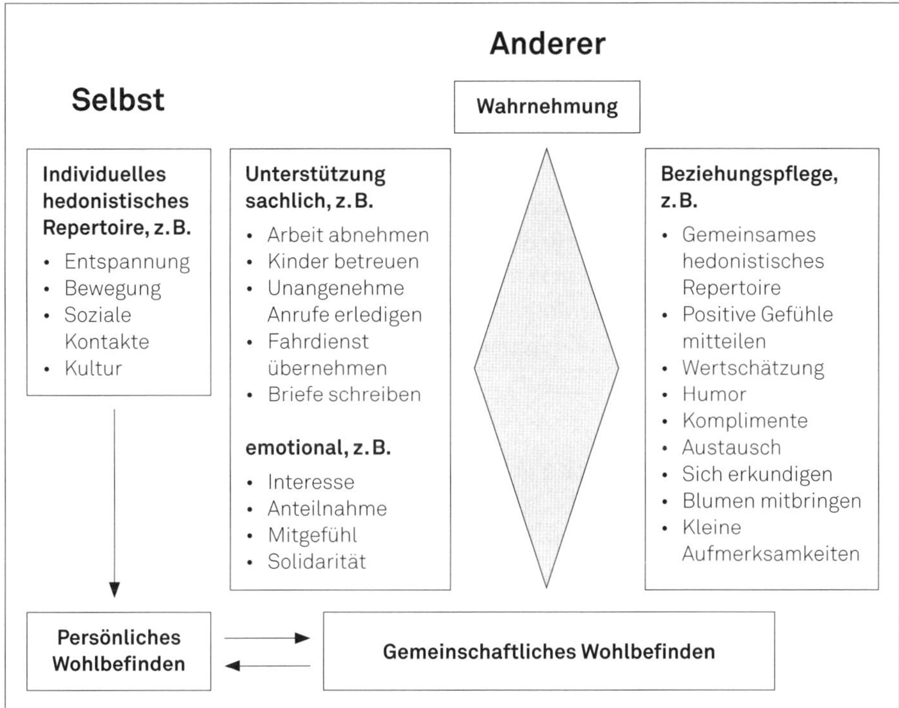

Abbildung 24: Persönliches und Beziehungs-„Enrichment" (nach Schneewind, 2010, S. 317). Das eindeutig positiv konnotierte englische Wort *enrichment* bedeutet in deutscher Übersetzung *Bereicherung*. Der deutsche Wortsinn als „Persönliche und Beziehungs-Bereicherung" kann allerdings im Vergleich zum englischen Wortsinn missverständliche Assoziationen hervorrufen.

2.2 Beziehungs- und Erziehungskompetenzen von Eltern im Umgang mit ihren Kindern

Überblick

Es besteht ein robuster Fundus an familienpsychologischem Wissen, was im Detail unter beziehungs- und erziehungskompetenten Eltern zu verstehen ist. Solche Eltern tragen in besonderer Weise dazu bei, dass ihre Kinder sich entsprechend dem § 1 des deutschen Sozialgesetzbuches VIII zu – wie es dort heißt – „eigenverantwortlichen und gesellschaftsfähigen Persönlichkeiten" entwickeln können. Allerdings beeinträchtigen Elternkonflikte bzw. interner oder externer Familienstress in z. T. erheblichem Ausmaß die Qualität der Eltern-Kind-Beziehung, was wiederum zu einer Erhöhung kindlicher Verhaltensauffälligkeiten beiträgt.

Der Kabarettist Werner Schneyder hat zum Thema elterliche Kindererziehung einmal bemerkt: „Ein Kind zu erziehen, ist sehr leicht. Schwer ist nur, das Ergebnis zu lieben.“ Und der amerikanische Schriftsteller Mark Twain hat sich zum gleichen Thema Folgendes einfallen lassen: „Erziehung ist die organisierte Verteidigung der Erwachsenen gegen die Jugend.“

Jenseits solcher Bonmots gilt es zu klären, worum es bei der elterlichen Erziehung von Kindern im Wesentlichen geht. Kurz gesagt geht es dabei um das *Wollen* und das *Handeln* der Eltern. Das heißt: Eltern erziehen, wenn sie zum einen *wollen*, dass ihre Kinder etwas Bestimmtes tun bzw. sich in einer bestimmten Weise entwickeln, und wenn sie zum anderen in einer bestimmten Weise *handeln*, um ihre Ziele zu erreichen.

Als Erstes stellt sich die Frage, ob es so etwas wie eine „positive Erziehung“ gibt. Hierzu zunächst die schlechte Nachricht: Ebenso wie es keine perfekten Eltern und keine perfekten Kinder gibt, gibt es auch keine perfekte Erziehung. Dann aber die gute Nachricht: Es gibt inzwischen ein in vielen Untersuchungen bestätigtes Wissen darüber, welche Formen elterlicher Erziehung am ehesten dazu beitragen, damit sich Kinder zu *selbstständigen, selbstbewussten, leistungsbereiten* und *gemeinschaftsfähigen* Personen entwickeln können.

Darüber hinaus stellt sich die Frage, ob es so etwas wie Maßstäbe für eine „positive Erziehung“ gibt. Die Antwort lautet: Grundsätzlich schon – vorausgesetzt, die Eltern entscheiden sich, auf der Basis des europäischen Wertesystems,

- welche Erziehungs- und Entwicklungsziele ihnen wichtig sind;
- ob sie ihre Ziele auch tatsächlich im alltäglichen Umgang mit ihren Kindern umsetzen wollen;
- ob sie nach den Kriterien einer positiven Erziehung handeln wollen und es dann auch wirklich tun. Vor allem dann, wenn die Dinge nicht so glatt laufen.

Eine weitere Frage konzentriert sich darauf, warum wir auch mit Blick auf die gesamte Gesellschaft eine „positive Erziehung“ brauchen. Hierzu drei Antworten:

- Weil in einer Gesellschaft wie der unsrigen die wichtigste Ressource für ihren kulturellen und wirtschaftlichen Fortbestand die nachwachsende Generation ist.
- Weil die Grundlagen für die Verwirklichung von Entwicklungszielen für Kinder und Jugendliche wie *Selbstständigkeit*, *Selbstbewusstsein*, *Leistungsbereitschaft* und *Gemeinschaftsfähigkeit*, in den meisten Fällen in der Familie geschaffen werden.
- Weil es für z. T. erhebliche Beeinträchtigungen des Verhaltens und der Entwicklungsbedingungen von Kindern und Jugendlichen gibt.

Einen wichtigen Beitrag zum Gelingen einer positiven Erziehung hat die amerikanische Autorin Borba (1999) mit ihrem Buch „Parents do make a difference“ gemacht, indem sie spezifische kindliche Entwicklungsziele und Erfolgsfertigkeiten mit elterlichen Unterstützungsmaßnahmen zusammengeführt hat (vgl. Tab. 6).

Tabelle 6: Kindliche Entwicklungsziele, Erfolgsfertigkeiten und elterliche Unterstützungsmaßnahmen (aus Borba, 1999)

Fertigkeiten	Erfolgs-kriterien	Elterliche Unterstützungs-maßnahmen	Erziehung und Sozialisation
Emotional	Kommunizieren	Das Kind unterstützen, aufmerksam zuzuhören, für sich selbst zu sprechen und das, was es sagen will, mitzuteilen, um das eigene Wissen zu vergrößern und Missverständnisse zu reduzieren.	Verstehen
	Problemlösen	Dem Kind beibringen, wie es in Ruhe die besten Lösungen findet und verantwortliche Entscheidungen treffen kann.	Selbstverantwortlichkeit
Sozial	Mit anderen auskommen	Unterstützen des Kindes bei der Entwicklung seiner Fähigkeiten, Freundschaften zu schließen und mit schwierigen Beziehungen zurechtzukommen.	Kooperation
Moralisch	Sich kümmern	Stärkung des kindlichen Mitgefühls und seiner Sensibilität für die Gefühle und Bedürfnisse anderer.	Empathie
Motivational	Ziele setzen	Dem Kind helfen, wie es lernen kann, die Ziele zu bestimmen, die es erreichen möchte, und die Schritte für eine erfolgreiche Zielerreichung festzulegen.	Selbstmotivation
	Nicht aufgeben	Dem Kind zeigen, wie es etwas, das es begonnen hat, zu Ende bringen kann, auch wenn sich Schwierigkeiten auftun.	Beharrlichkeit
Persönlich	Positives Selbstwertgefühl	Dem Kind helfen, solide, positive Selbstüberzeugungen und eine Haltung des „Ich kann's schaffen" vermitteln, so dass es sich erfolgszuversichtlich fühlt.	Selbstvertrauen
	Kultivierung von Stärken	Sensibilisierung der Achtsamkeit des Kindes für seine speziellen Talente und Stärken, so dass es auf seine Individualität stolz sein und sein persönliches Potenzial erweitern kann.	Selbstbewusstsein

Die Erfolgskriterien positiver elterlicher Erziehung beziehen sich dabei auf persönliche, emotionale, soziale, moralische und motivationale Fertigkeiten. Diese lassen sich jeweils anhand des elterlichen Unterstützungsverhaltens konkretisieren und im Hinblick auf die daraus resultierenden Erziehungs- und Sozialisationseffekte überprüfen. Dabei ist auch ein dem Alter und Entwicklungsstand des jeweiligen Kindes angepasstes Elternverhalten zu berücksichtigen.

Allerdings ist auch zu bedenken, dass Eltern sich im Kontakt mit ihren Kindern nicht stets in einer Erzieherrolle befinden. Auf diesen Aspekt haben Parke und Buriel (2006) hingewiesen, indem sie darauf aufmerksam gemacht haben, dass Eltern auch einfach Interaktionspartner sind (z.B. indem sie mit ihren Kindern gemeinsam etwas unternehmen oder sich im Sinne einer Rollenumkehr von ihren Kindern etwas erklären lassen). Hinzu kommt, dass Eltern auch ohne ihr Beisein als Arrangeure von Entwicklungsgelegenheiten fungieren (z.B., wenn sie dafür sorgen, dass ihre Kinder einem Sportclub beitreten oder einen Sprachkurs absolvieren). All diese Aspekte tragen in einem wechselseitigen Bedingungsverhältnis zur Sozialisation ihrer Kinder bei (vgl. Abb. 25).

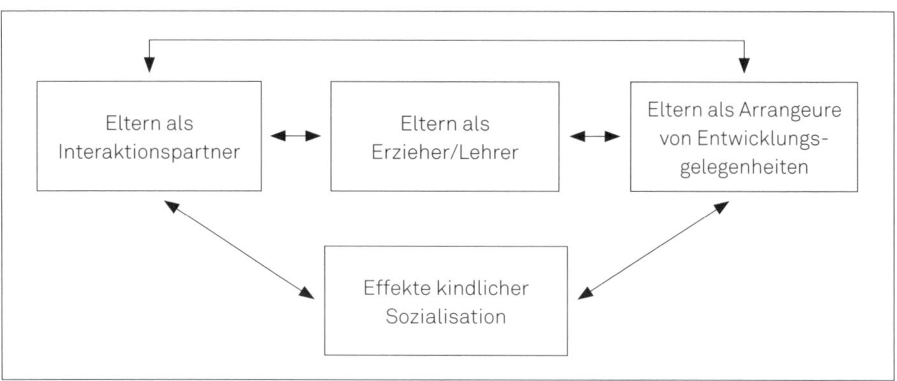

Abbildung 25: Unterschiedliche elterliche Einflüsse auf die Sozialisation ihrer Kinder (nach Parke & Buriel, 2006)

Es darf jedoch nicht übersehen werden, dass die Qualität elterlicher Erziehungskompetenzen einer Vielzahl von belastenden Einflüssen ausgesetzt ist (vgl. Abb. 26). Diese verstehen sich zum Teil als Wechselwirkungsprozesse, die einerseits auf ein geringes Selbstwertgefühl der Elternperson und andererseits auf ein schwieriges Temperament des jeweiligen Kindes zurückzuführen sind.

Auch wenn für Eltern die Qualität und Realisierung ihrer Erziehungskompetenzen ein wichtiger Bestandteil für die Entwicklung ihrer Kinder ist, sollte nicht übersehen werden, dass „Erziehung keine Einbahnstraße“ ist. Dies betrifft insbesondere den in Abbildung 26 erwähnten Aspekt des kindlichen Temperaments, auf den u.a. Avinun und Knafo (2014) unter Berücksichtigung der genetischen Ausstattung von eineiigen Zwillingen aufmerksam gemacht haben.

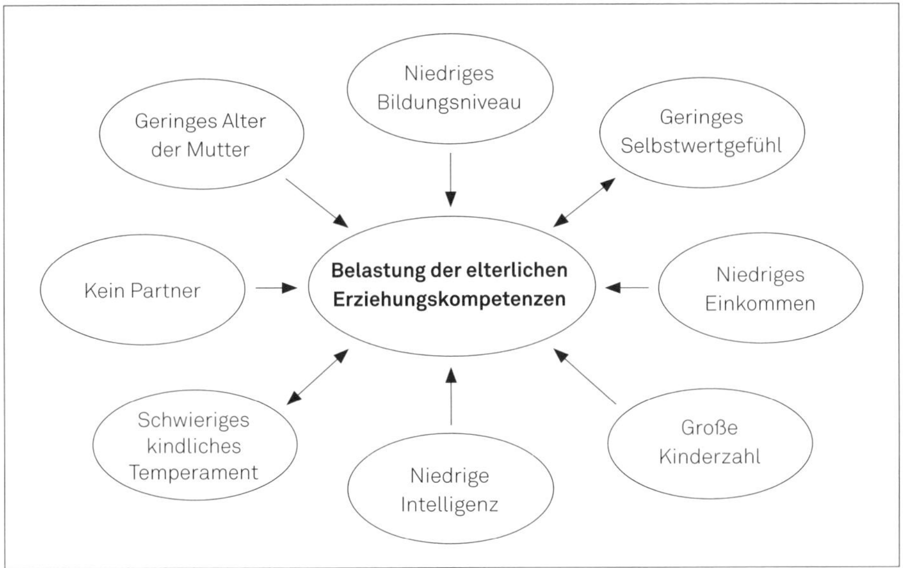

Abbildung 26: Belastungsfaktoren elterlicher Erziehungskompetenzen (nach Barz, 2011)

Darauf hat sich auch die Wissenschaftsjournalistin Berndt (2015) mit Hinweis auf entsprechende Daten von Avinun et al. (2014) bezogen, wonach die Unterschiede in der Erziehung von eineiigen Zwillingen und Geschwistern zeigen können, „wie stark die genetische Ausstattung des Nachwuchses den Erziehungsstil beeinflusst". Dabei liegt die Annahme zugrunde, dass eineiige Zwillinge im Vergleich zu gewöhnlichen Geschwistern ähnlicher behandelt werden. Auf diese Weise lässt sich eruieren, in welchem Ausmaß genetische Effekte den elterlichen Erziehungsstil im Umgang mit ihren Kindern beeinflussen.

Diesen Analysen zufolge beeinflussen Kinder zu circa einem Viertel das Verhalten ihrer Eltern, was Avinun et al. (2014) zu folgendem Fazit führt: „Kein Kind gleicht dem anderen. Deshalb kann auch keine Erziehung der anderen gleichen. Es gibt keine Regeln, die für alle Situationen oder alle Kinder gelten" – oder vielleicht doch? Im Sinne der in Tabelle 6 dargestellten elterlichen Erziehungs- und Sozialisationsziele geht es schließlich darum, die „Entwicklung des Kindes zu einer eigenverantwortlichen und gemeinschaftsfähigen Persönlichkeit (zu) fördern" (§ 22 Abs. 2 SGB VIII).

Diese in Gesetzesform vermittelte Norm zur Förderung von Kindern ist allerdings angesichts der bereits erwähnten hohen Scheidungsquote wenig mit der in Deutschland vorherrschenden Realität der Entwicklung von Kindern in Einklang zu bringen, wie die in Abbildung 27 auf der Basis der bereits erwähnten Befunde von Diekmann und Engelhardt (1995, 2008) belegen.

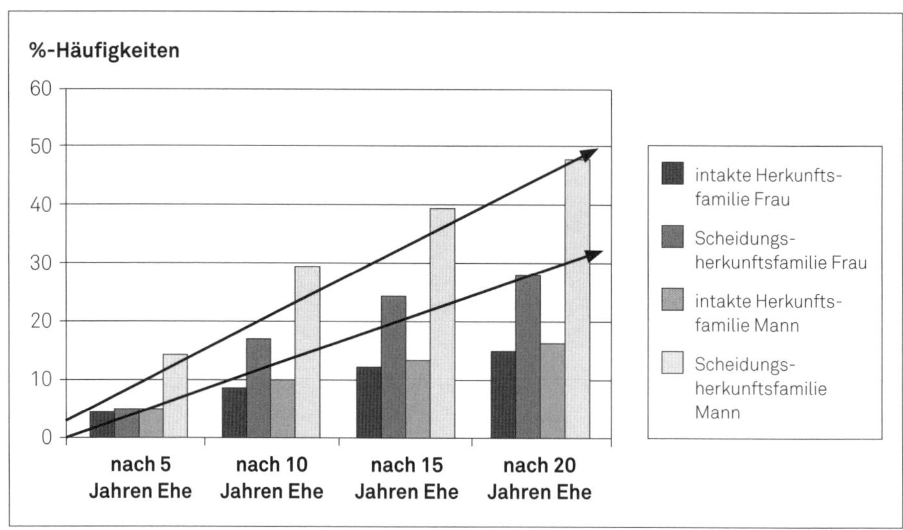

Abbildung 27: Soziale Vererbung von Scheidung in Eltern-Kind-Familien (auf Basis der Daten von Diekmann & Engelhardt, 1995, 2008)

Die Daten zeigen, dass zwar auch die Kinder aus sogenannten „intakten“ Familien später nicht gegen eine eigene Scheidung gefeit sind. Dennoch ist z.B. nach zwanzig Jahren Ehe ihr Scheidungsrisiko um das Zwei- bis Dreifache deutlich höher, wenn sie aus Scheidungsherkunftsfamilien stammen. Dies trifft insbesondere für die männliche Nachkommenschaft zu.

Insgesamt zeigen die elterlichen Scheidungsauswirkungen für ihre Kinder - auch ohne dass es später zu einer eigenen Scheidung der Kinder kommt - gehäuft folgende Effekte:

1. Externalisierende Verhaltensauffälligkeiten, z.B. Aggressivität und Delinquenz - insbesondere bei Jungen,
2. Internalisierende Verhaltensauffälligkeiten, z.B. Ängste, Depressionen oder psychosomatische Störungen,
3. Schul- und Leistungsprobleme, z.B. schlechtere Noten, häufigere Nichtversetzung,
4. Beeinträchtigtes Sozialverhalten, z.B. geringeres Ausmaß an sozialer Aktivität, eher scheues und zurückhaltendes Verhalten, weniger prosoziale Orientierung und erhöhte Konflikthäufigkeit mit Gleichaltrigen,
5. Langfristige physische und psychische Belastungen, z.B. mit der Konsequenz gesundheitlicher Probleme im Erwachsenenalter, geringerem sozioökonomischen Niveau und schlechterer Ehequalität,
6. Einstellung zur Ehe und Ehescheidungsrisiko, z.B. geringere Erwartung des eigenen Eheerfolgs, geringere Verlässlichkeit gegenüber dem Ehepartner.

Es ergibt sich somit, dass auch dann, wenn es nicht zu einer „intergenerationalen Transmission" von *Scheidung* kommt, die Qualität der Eltern-Kind-Beziehung für die nachwachsende Generation eine intergenerationale Transmission der *Beziehungsqualität* zur Folge haben kann (vgl. Fend & Berger, 2009). Mit anderen Worten: die Qualität der Elternbeziehung hat Einfluss auf die Qualität der Eltern-Kind-Beziehung und in der Folge auch auf die Qualität der Peerbeziehungen ihrer Kinder. Zusammengenommen haben diese Beziehungsmuster im Erwachsenenalter der Kinder schließlich auch Einfluss auf die Qualität der eigenen Partnerbeziehung (vgl. Abb. 28).

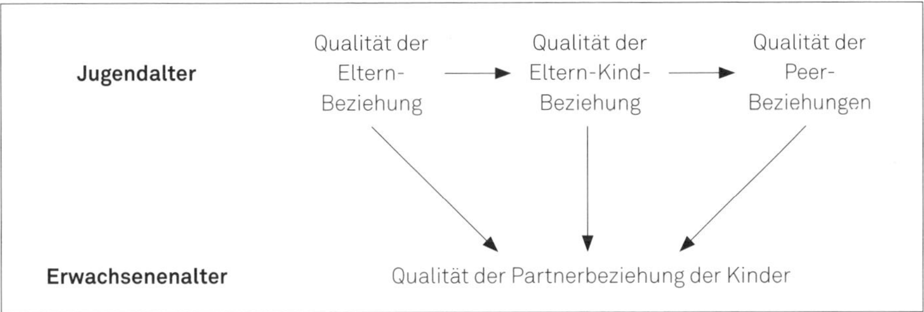

Abbildung 28: Intergenerationale Transmission von Beziehungsqualität (nach Fend & Berger, 2009, S. 250 f.)

Auch wenn es also nicht zu einer elterlichen Scheidung kommt, gibt es eine Reihe von Aspekten und Varianten interparentaler Konflikte, die sich abträglich auf die Entwicklung ihrer Kinder auswirken können. Beispiele hierfür sind:

- Häufigkeit und Intensität von Konflikten
- Inhalte von Konflikten (kindbezogen, nicht kindbezogen)
- Offener Konfliktstil (z. B. Streitlust, Verachtung, Lächerlichmachen, Schreien, Schimpfen, Drohen, Ohrfeigen, Prügeln)
- Verdeckter Konfliktstil
  - Triangulation der Kinder (z. B. Kind auf eigene Seite ziehen, Kind als Sündenbock, Kind als „Briefträger", Abwertung des anderen Elternteils)
  - Global verdecktes Verhalten (z. B. Verstimmung, Unmut, unausgesprochene Spannungen)
- Vermeidender Konfliktstil (z. B. Verneinung von Differenzen, abstraktes Reden über Konfliktthemen, Humor als Ablenkungsmanöver, Vorschützen wichtiger anderer Beschäftigungen)
- Rückzug als Konfliktstil (z. B. sich in Schweigen hüllen, aus dem Felde gehen, Zuhören verweigern)

Darüber hinaus lassen sich auch sogenannte *Spillover-Effekte* von Paarbeziehungskonflikten auf Eltern-Kind-Beziehungen nachweisen. Hierzu gehören:

Umlenkung des Partnerkonflikts auf die Eltern-Kind-Beziehung. Familiensystemisch gesehen kommt dieser Prozess vor allem bei latenten Partnerkonflikten vor. Die Umlenkung besteht darin, dass das Kind zum „Problemkind" gestempelt wird, damit die Eltern sich nicht mit den eigenen Konflikten auseinandersetzen müssen.

Konflikthafte Elternbeziehungen als Verhaltensmodelle für Kinder. Kinder übernehmen durch Modell-Lernen die von den Eltern vorgelebten Formen verbaler oder körperlicher Auseinandersetzungen in ihr eigenes Verhaltensrepertoire und werden damit zu „schwierigen" Kindern.

Partnerkonflikte als Auslöser inter- und intraparentaler Inkonsistenz. Einerseits kommt es zu Differenzen im Erziehungsverhalten zwischen den Eltern und im Gefolge davon nicht selten zu einer Koalitionsbildung eines Elternteils mit dem Kind. Andererseits können Partnerkonflikte bei jedem Elternteil das persönliche Stressniveau erhöhen, was zu einem widersprüchlichen Erziehungsverhalten beiträgt.

Familienstress und Rollenbelastungen durch externe und interne Stressoren. Externe Stressoren (z. B. Arbeitslosigkeit, Überlastung, Armut) oder interne Stressoren (z. B. Krankheit, unterentwickelte soziale Kompetenzen) wirken sich auf die Eltern-Kind-Beziehung aus.

Da es selbst in den besten elterlichen Beziehungen zu Konflikten kommen kann, gibt es auch so etwas wie einen kooperativen Konfliktstil, der sich u. a. in folgenden Verhaltensweisen äußert: Zuhören, Überlegen, Aushandeln, Kompromisse schließen, Kinder außen vor lassen.

Bodenmann (2006, S. 21) hat auf der Basis einschlägiger Forschungsbefunde zum Thema elterlicher Konflikte folgende Schlussfolgerung gezogen:

> Während Konflikte und Meinungsunterschiede zum Ehealltag gehören und per se keine dysfunktionalen Effekte zu haben brauchen, wenn insgesamt die Positivität gegenüber der Negativität deutlich überwiegt, erweisen sich Konflikte dann als destruktiv, wenn sie (a) zu häufig sind, (b) destruktiv (aggressiv oder schwelend) ausgetragen werden und (c) die Kinder einbeziehen. Es gelang eindeutig, einen Zusammenhang zwischen dem elterlichen Konfliktstil und kindlichen Störungen nachzuweisen. So führt ein aggressiver Konfliktstil der Eltern zu einer höheren Wahrscheinlichkeit für externalisierende Störungen seitens der Kinder, während ein schwelender, passiv-aggressiver Konfliktstil eher zu internalisierenden Störungen prädisponiert. Der Zusammenhang zwischen elterlicher Aggression während Konflikten und kindlichen Störungen gilt heute empirisch als breit abgestützt.

Darüber hinaus zeigt sich u. a. auch, dass die Persönlichkeitsstruktur von Eltern (gemessen an den bereits erwähnten Big Five der Persönlichkeit, nämlich Extraversion, Gewissenhaftigkeit, Verträglichkeit, Offenheit und Neurotizismus) einen Einfluss auf das Elternverhalten haben. So konnten Prinzie et al. (2009) in einer Metaanalyse, die 30 Studien umfasste, nachweisen, dass hohe Ausprägungsgrade an Extraversion, Verträglichkeit, Gewissenhaftigkeit, Offenheit und gleichzeitig geringem Neurotizismus bei Eltern zu mehr Wärme und Verhaltenskontrolle im Kontakt mit ihren Kindern beitrug. Hingegen geht eine ausgeprägte elterliche Verträglichkeit bei gleichzeitig geringem Neurotizismus mit einer Stärkung kindlichen Autonomiebestrebens einher.

Eine Zusammenstellung von drei Metaanalysen, die insgesamt 140 Studien umfassen, macht deutlich, dass Elternkonflikte sich nicht nur abträglich auf die Qualität der Eltern-Kind-Beziehung auswirken, sondern auch kindliche Verhaltensauffälligkeiten zur Folge haben können (vgl. Buehler et al., 1997; Krishnakumar & Buehler, 2000; Gershoff, 2002). Darüber hinaus gibt es auf dem Wege des Modell-Lernens auch einen direkten Zusammenhang zwischen Elternkonflikten und kindlichen Verhaltensauffälligkeiten (vgl. Abb. 29).

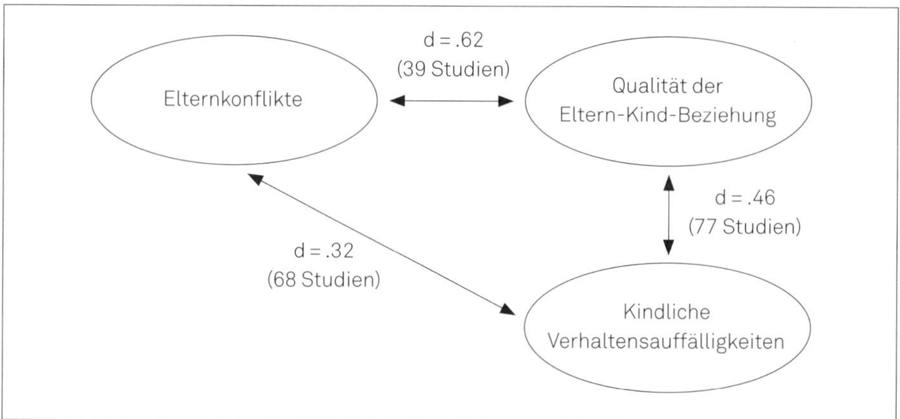

Abbildung 29: Auswirkungen von Elternkonflikten auf die Qualität der Eltern-Kind-Beziehung und kindliche Verhaltensauffälligkeiten (nach Buehler et al., 1997; Krishnakumar & Buehler, 2000; Gershoff, 2002)

In der Abbildung 29 soll durch die Pfeile mit Doppelspitzen zum Ausdruck gebracht werden, dass es sich nicht um einseitig kausale, sondern um Wechselwirkungsprozesse handelt. So können sich z.B. Elternkonflikte, die ihren Ursprung nicht in unterschiedlichen Auffassungen bezüglich der Erziehung ihrer Kinder, sondern etwa hinsichtlich finanzieller oder beruflicher Diskrepanzen haben, abträglich auf die Qualität der Erziehung ihrer Kinder auswirken. Umgekehrt können die Kinder Verhaltensauffälligkeiten an den Tag legen, die nicht durch mehr oder minder gravierende elterliche Meinungsverschiedenheiten zustande gekommen sind, sondern z.B. durch negative außerfamiliale Kontakte mit anderen Kindern – etwa im Kindergarten, in der Schule oder im Sportclub.

Ein weiterer Aspekt betrifft die generationenübergreifende Entwicklung von Eltern-Kind-Beziehungen. Auch zu diesem Thema ist inzwischen durch empirische Studien gut belegt, dass es intergenerationale Pfade der Entwicklung von Eltern-Kind-Beziehungen gibt. Dies gilt sowohl für negative als auch für positive Einflüsse über mehrere Generationen. So zeigte sich zum Beispiel, das Eltern, die in ihrer Kindheit sexuell missbraucht oder körperlich misshandelt wurden, u. a. weniger Zeit mit ihren Kindern verbrachten, weniger zufrieden mit ihren Kindern waren und sich selbst auch weniger effektiv in ihrem Erziehungsverhalten einschätzten (Ehrensaft et al., 2015).

Hingegen konnte auf der positiven Seite u. a. der Nachweis erbracht werden, dass sich elterliche Überzeugungen hinsichtlich der Wirksamkeit ihrer Beziehungs- und Erziehungskompetenzen sowie gelingender Bewältigungsstrategien im Umgang mit ihren Kindern im Sinne einer *intergenerationalen Resilienz* auch auf die nachwachsende Generation und deren Elternverhalten auswirkt (Schofield, Conger & Neppl, 2014).

Dabei ist das Konzept der *Resilienz* hinsichtlich der kindlichen Entwicklung nach Wustmann (2006) nicht nur bezogen ...

> [...] auf die Abwesenheit von psychischen Störungen, sondern auch auf den Erwerb und Erhalt altersangemessener Fähigkeiten und Kompetenzen der normalen kindlichen Entwicklung trotz risikoreicher Lebensumstände.
>
> Als Hauptansatzpunkte zur Förderung von Resilienz in frühkindlichen Bildungsprozessen können folgende Aspekte akzentuiert werden:
> - die Förderung von Problemlösefähigkeiten und Konfliktlösestrategien,
> - die Förderung von Eigenaktivität und persönlicher Verantwortungsübernahme (dazu gehören u. a. auch Möglichkeiten des kooperativen Lernens und der Partizipation),
> - die Förderung von Selbstwirksamkeit und realistischen Attributionen,
> - die Stärkung des Selbstwertgefühls des Kindes,
> - die Förderung von sozialen Kompetenzen, verbunden mit der Stärkung prosozialer Beziehungen,
> - die Förderung von effektiven Coping-Strategien wie Entspannungsfähigkeit und die Mobilisierung sozialer Unterstützung sowie
> - die Förderung körperlicher Gesundheitsressourcen. (Wustmann, 2006, S. 3)

Neben den innerfamilialen Beziehungsabläufen zwischen Partnern einerseits und Eltern-Kind-Beziehungen andererseits gibt es außer den in Abbildung 26 bereits angesprochenen Belastungsfaktoren auch einen besonderen externen Einfluss auf das familiale Paar- und Eltern-Kind-System, der mit der beruflichen Situation der Eltern zu tun hat. Dies betrifft die Erwerbstätigkeit von Müttern und Vätern mit Kindern unterschiedlichen Alters und die daraus resultierende Thematik der Vereinbarkeit von Familie und Beruf. In Abbildung 30 sind hierzu zunächst die Erwerbstätigkeitsquoten von Müttern und Vätern für das Jahr 2012 – differenziert nach dem Alter des jüngsten Kindes – dargestellt.

Die Abbildung 30 zeigt deutlich, dass die Erwerbstätigkeitsquoten von Müttern mit dem Alter der Kinder variieren, während die entsprechenden Werte für Väter unabhängig vom Alter des jeweils jüngsten Kindes auf einem nahezu konstantem und im Vergleich zu den Müttern wesentlich höherem Niveau liegen.

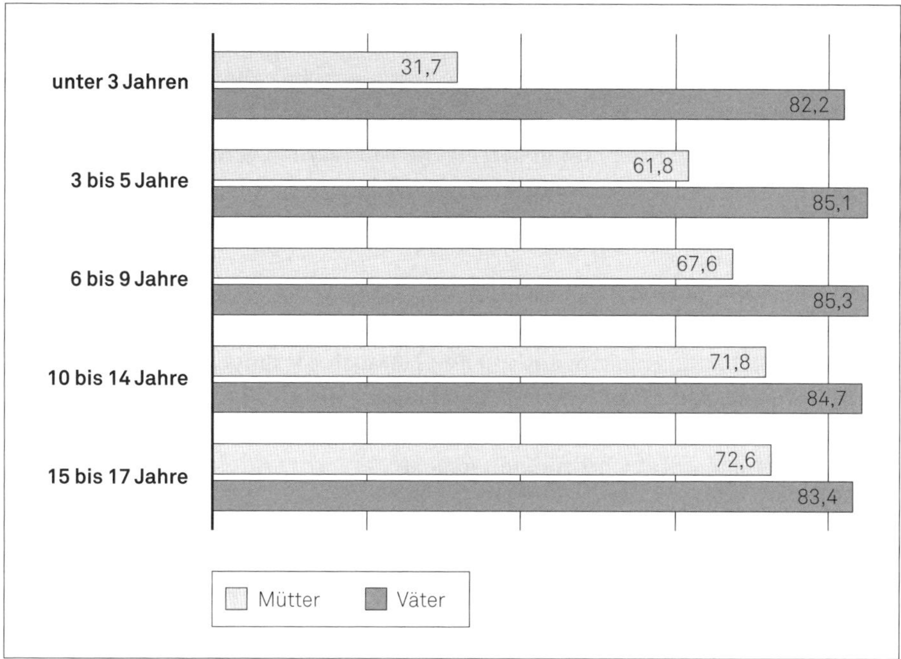

Abbildung 30: Erwerbstätigkeitsquoten von Müttern und Vätern 2012 nach dem Alter des jüngsten Kindes (nach Keller & Haustein, 2013, S. 866)

Angesichts der Erwerbsbeteiligung von Vätern und Müttern stellt sich die Frage, inwieweit die Anforderungen von Familie und Beruf vereinbar sind. Die Initiative Neue Soziale Marktwirtschaft (2014) hat hierzu folgende 10 Fakten zusammengetragen:

1. In Deutschland fehlen Kita-Plätze.
2. In Deutschland fehlen 2,8 Millionen Ganztagsplätze.
3. Familie ist der Hauptgrund für Frauen, nicht zu arbeiten.
4. Nur jede dritte Mutter von unter Dreijährigen arbeitet.
5. Hohe Betreuungskosten halten von Vollzeitarbeit ab.
6. Familienfreundlichkeit ist für 90 % mindestens so wichtig wie das Gehalt.
7. Jede dritte Firma hilft bei der Kinderbetreuung.
8. Fast alle Firmen ermöglichen flexible Arbeitszeiten.
9. Mehr als ein Viertel der Väter bezieht Elterngeld.
10. Immer mehr Väter arbeiten Teilzeit.

Trotz dieser teilweise erfreulichen Gegebenheiten (z. B. bezüglich familienbezogener Unterstützung von Firmen) bleiben erhebliche Einschränkungen von berufstätigen Eltern mit Kindern bestehen. Diese betreffen vor allem die Frage der Vereinbarkeit von Familie und Beruf und die Konsequenzen, die sich daraus für Eltern und ihre Kinder ergeben. So zeigt sich z. B., dass sich familienbezogener Stress und Arbeitsstress gegenseitig beeinflussen und zusammengenommen dazu beitragen, dass es im Kontakt mit den eigenen Kindern in verstärkten Maße dazu führt, dass die Eltern in herausfordernden Situationen überreagieren. Dieses Überreagieren kann dann in verstärktem Maße zu problematischem Kindverhalten führen (vgl. Schneewind, 2013).

Zugleich lässt sich aber auch nachweisen, dass sich bestimmte adaptive Strategien elterlichen Verhaltens im Umgang mit den Herausforderungen der Vereinbarkeit von Familie und Beruf positiv auf die Qualität von Eltern-Kind-Beziehungen auswirken. Zu diesen adaptiven Strategien gehören die im Kasten wiedergegebenen und in Fragebogenform verwendeten Aspekte.

Adaptive Strategien der Vereinbarkeit von Familie und Beruf (Schneewind, Reeb & Kupsch, 2010; Kaiser, Schneewind & Reeb, 2015)

Partnerschaftliche Unterstützung (Dyadisches Coping, 8 Items)

Beispielitem: „Wir versuchen, Probleme gemeinsam zu bewältigen."

Raum für Zweisamkeit und sich selbst (Hedonistisches Repertoire, 6 Items)

Beispielitem: „Mein Partner und ich verbringen bewusst Zeit zu zweit ohne Kind(er)."

Familienorientierung (7 Items)

Beispielitem: „Trotz der Doppelbelastung ist die Familie eine Bereicherung für mich."

Trennung zwischen Familie und Beruf (5 Items)

Beispielitem: „Sobald ich von der Arbeit nach Hause komme, bin ich ganz für meine Familie da."

Gelassenheit und Flexibilität (6 Items)

Beispielitem: „Ich besitze die Fähigkeit, mich auf verschiedenste Situationen in Familie und Beruf flexibel einzustellen."

Planung und Zeitmanagement (7 Items)

Beispielitem: „Ich spreche mich regelmäßig mit meinem Partner über den Tagesablauf ab."

Inwieweit sich für berufstätige Eltern der Einsatz dieser adaptiven Strategien nicht nur positiv auf die Vereinbarkeit von Familie und Beruf, sondern auch auf andere Aspekte des individuellen und Familienlebens niederschlagen, ist in Abbildung 31 veranschaulicht.

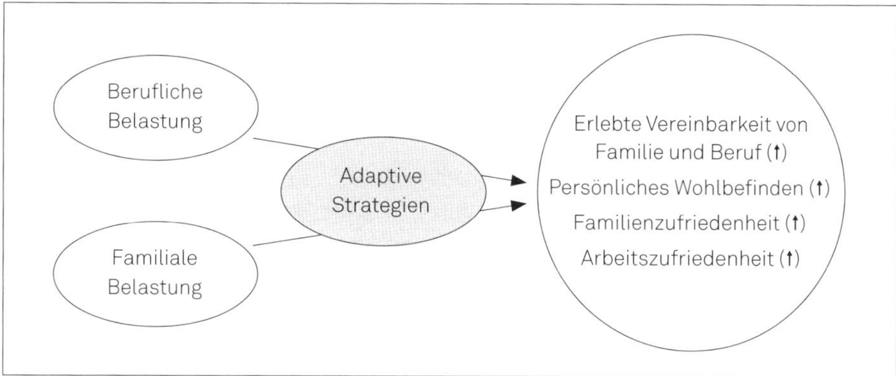

Abbildung 31: Vereinbarkeit von Familie und Beruf *mit* adaptiven Strategien (nach Schneewind, 2013)

Insgesamt sprechen diese Befunde dafür, dass eine Stärkung der erwähnten adaptiven Strategien in erheblichem Maße dazu beiträgt, dass berufliche und familiale Belastungen in ihrer Wirksamkeit reduziert und positive Effekte in beiden Lebensbereichen ermöglicht werden. Es bietet sich daher an, den adaptiven Strategien zur Vereinbarkeit von Familie und Beruf besondere Beachtung im Rahmen präventiver Maßnahmen zur Stärkung von Familienkompetenzen zu schenken.

Im Falle beruflicher Belastungen bestehen neben der Nutzung adaptiver Strategien im familialen Kontext noch andere Möglichkeiten, Familienstress zu reduzieren. Prinzipiell bieten sich hier vor allem die (nicht mehr berufstätigen) Großeltern an. Allerdings ist dabei nach Schmidt-Denter (2005, S. 50) zu berücksichtigen, dass es unterschiedliche Beteiligungsformen von Großeltern bezüglich der Beziehung zu ihren Enkelkindern gibt (vgl. hierzu die an Schmidt-Denter angelehnte „Typisierung von Großeltern" von Mielenz, 2017):

> *Typ 1: Die formellen Großeltern.* Sie lassen sich nur zu wichtigen Familienfesten oder zu Pflichtterminen blicken. Im Prinzip fühlen sie sich in ihrer ‚Freiheit' durch familiäre Pflichten und Enkelkinder ‚bedroht'. Ihre Enkelkinder haben ein nur ungenaues Bild von ihren Großeltern und die Beziehungen sind wenig emotional. Erst wenn die Enkelkinder größer werden, können Großeltern und Enkelkinder mehr miteinander anfangen, die Beziehungen werden dann enger.
>
> *Typ 2: Die distanzierten Großeltern.* Sie machen die gewonnene Freiheit von Beruf und Arbeit zum Lebensinhalt. Enkelkinder spielen drin kaum eine Roll. Dieser Typ von Großeltern ist gerne abwesend ... Allerding liegen dieser Distanz oft ungeklärte familiäre Konflikte zugrunde.

Typ 3: Die Ersatzeltern. Großeltern als Ersatzeltern sind immer für ihre Enkelkinder da. Die zumeist berufstätigen Eltern sind auf die Hilfe der Großeltern angewiesen. Zwischen Großeltern und Enkelkindern entwickelt sich eine starke emotionale Beziehung. Erziehungs- und Alltagsregeln müssen allerdings zwischen Eltern und Großeltern ausgehandelt und geklärt werden.

Typ 4: Die spaßmotivierten Großeltern. Diese Gruppe empfindet ihrer Rolle als Großeltern ‚beglückender' als ihre Elternschaft. Sie unternehmen viel mit ihren Enkeln, spielen mit ihnen, haben Zeit und hören zu. Auch sie entlasten die Eltern, mischen sich aber nicht in den familiären Alltag ein.

Für die Enkel bedeutet die Zeit mit Großeltern des Typs 3 und 4 oft „Urlaub von zu Hause". Es kann allerdings im Fall von Zwei-Eltern-Familien auch dazu kommen, dass sich Rivalitäten zwischen den Großeltern mütterlicher- und väterlicherseits einstellen.

Andererseits scheinen jedoch Großeltern aus Sicht der Kinder – wie eine Schweizer Studie zeigt – häufig eine wichtige oder sogar sehr wichtige Rolle zu spielen, so z.B. auch als Ratgeber bezüglich der Beziehung zu den Eltern (vgl. Perrig-Chiello, 2017; Suter & Höpflinger, 2008; sowie Abb. 32).

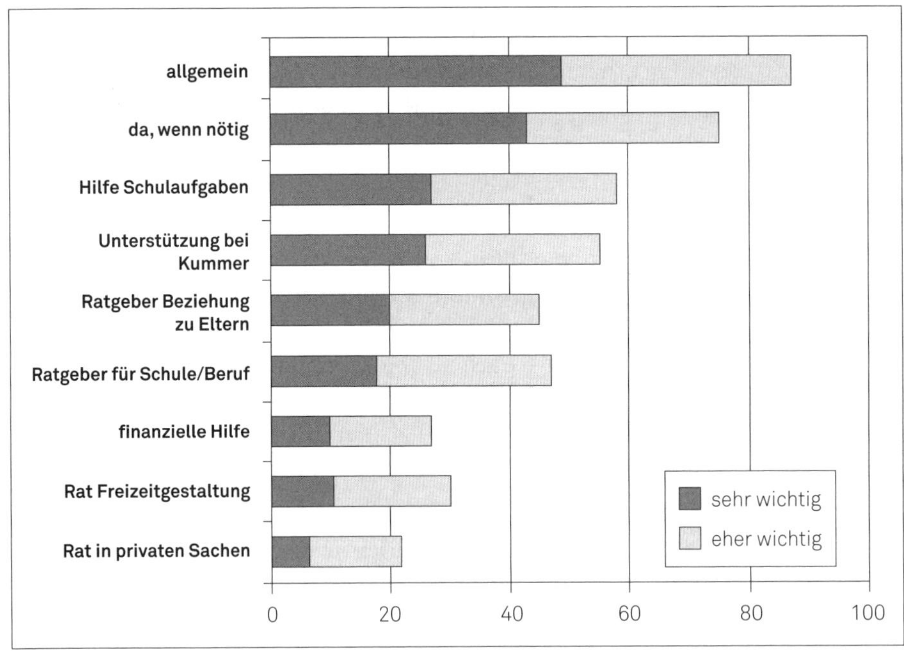

Abbildung 32: Großeltern als Ratgeber aus der Sicht von Jugendlichen (nach Perrig-Chiello, 2017)

Auch wenn in einer vertikalen Perspektive Großeltern aus der Sicht von Jugendlichen eine offenkundig wichtige Ratgeberfunktion erfüllen, stellt sich die Frage, welche Einflüsse in einer horizontalen Perspektive Geschwister als Kinder und Jugendliche – und später auch als Erwachsene – auf ihre Beziehung haben. Mit dieser Thematik hat sich eine Reihe von Autoren und Autorinnen beschäftigt (z. B. Bollmann, 2012; Eiler, 2014; Frick, 2015; Kasten, 2003).

So hat z. B. Frick (2015) in der jüngsten Auflage seines Buchs mit dem bezeichnenden Titel „Ich mag dich – du nervst mich. Geschwister und ihre Bedeutung für das Leben“ auf allein 23 wichtige Einflussfaktoren im Kontext von Geschwisterbeziehungen hingewiesen. Die Eltern spielen dabei eine herausgehobene Rolle, z. B. bezüglich ihres Erziehungsstils, ihre Fantasien und Erwartungen an jedes einzelne Kind, ihre eigene Geschwistersituation. Darüber hinaus werden auch hilfreiche Fragebögen zu den Themen „Geschwisterbeziehungen und -rollen in Kindheit und Jugend“, „Geschwisterlicher Umgang in der Kindheit und Jugendzeit“ sowie „Geschwisterbeziehungen im Erwachsenenalter“ vorgestellt.

II. Prävention im Kontext von Familien

3 Prävention im Kontext von Paar- und Eltern-Kind-Beziehungen

In diesem Kapitel soll es darum gehen, den Fokus nicht zu schnell auf die Psychotherapie bzw. Familientherapie auszurichten. Es sollen hier die vielfältigen Möglichkeiten skizziert werden, wie psychologisches Wissen eingesetzt werden kann, um Familien zu helfen, damit – sprichwörtlich gesehen – nicht nur das „Kind nicht in den Brunnen fällt".

3.1 Formen und Strategien präventiver Intervention

Überblick

Im Folgenden wird nach einer kurzen Klärung des Präventionsbegriffs auf unterschiedliche Abstufungen familienbezogener präventiver Maßnahmen und Strategien präventiver Interventionsmaßnahmen sowie auf deren Anwendung im Kontext mehr oder minder gravierender Herausforderungen zur familialen Unterstützung eingegangen.

Das Wort *Prävention* leitet sich vom lateinischen *praevenire* ab und bedeutet, einem Ereignis *zuvorzukommen*. Die im Folgenden kurz dargestellten Formen und Strategien präventiver Intervention gehen auf Caplan (1964) und Munoz, Mrazek und Hoggarty (1996) zurück und beinhalten im psychologischen Kontext eine besondere Interventionsform des *Zuvorkommens*, die im positiven Sinne intensivere und aufwändigere Formen der Intervention wie Beratung und Therapie nicht erforderlich macht. In familienpsychologischer Sicht lässt sich dabei zwischen *Formen* und *Strategien* präventiver Intervention unterscheiden.

1. Formen präventiver Intervention (nach Caplan, 1964)

a) *Primäre Prävention:* bezieht sich auf *unauffällige* Familien und beinhaltet die Entwicklungsoptimierung, Stärkung von Beziehungsfertigkeiten oder der Beziehungsqualität über das bestehende Maß hinaus.

b) *Sekundäre Prävention:* bezieht sich auf potenziell krisenhafte Übergänge im Familienlebenszyklus (z.B. Übergang zur Ersteltemschaft, zur Scheidungs- und Nachscheidungsphase), Verhinderung von erwartbaren Symptomen bei Risikofamilien, Vermittlung von Bewältigungsstrategien für den Fall, dass tatsächlich eine Krise eintritt.

c) *Tertiäre Prävention:* bedeutet Rückfallprophylaxe und bezieht sich auf „auffällige" Familien, um z.B. bei Patienten mit psychiatrischen Erkrankungen („auffällige" Familien), um durch präventive Maßnahmen den therapeutischen Effekt zu festigen.

2. Strategien präventiver Intervention (nach Munoz et al., 1996)

a) *Universelle präventive Intervention:* setzt unabhängig vom Vorhandensein spezifischer Risikofaktoren einzelner Personen oder Personengruppen bei der Gesamtpopulation an (Beispiele: bundesweite Kampagnen wie „Gewaltfreie Erziehung", „Mein Kind ist unschlagbar", „Schau hin" etc.).

b) *Selektive präventive Intervention:* hat als Zielgruppe Personen oder Untergruppen der Bevölkerung, bei denen sich (aufgrund biologischer, psychologischer oder sozialer Faktoren) ein erhöhtes Risiko für psychische Probleme ergibt, ohne dass bereits Störungssymptome aufgetreten sind (Beispiele: Kinder aus Scheidungsfamilien, Familien in gewaltbelasteten Wohnquartieren, etc.).

c) *Indizierte präventive Intervention:* zielt auf Personen ab, die bereits deutlich erkennbare Vorboten von psychischen Störungen aufweisen, wobei jedoch das Störungsbild noch nicht voll ausgeprägt ist (Beispiele: Vernachlässigung, Aggressivität bei Kindern und Jugendlichen etc.).

3.2 Prävention im Kontext von Paarbeziehungen

Überblick

Vor dem Hintergrund einer Vielzahl von präventiven Ansätzen zur Stärkung familialer Kompetenzen, werden zunächst exemplarisch zwei (u.a. auch DVD-gestützte) Vorgehensweisen zur Entwicklung zufriedener Paarbeziehungen vorgestellt.

3.2.1 Das „paarlife"-Programm

In der Schweiz haben sich insbesondere Bodenmann und seine Koautoren und Koautorinnen der Thematik gewidmet, wie Partnerschaften unter Stressbedingungen in einer für beide Personen zufriedenstellenden Weise unterstützt werden können (vgl. Bodenmann, 2015, 2016, 2017; Bodenmann & Fux, 2015; Hilpert et al., 2016; Paoli et al., 2017). Basierend auf dem von Bodenmann im schweizerischen Fribourg entwickelten „Freiburger Stress Präventionstraining für Paare“ (FSPT) hat er nach seinem Wechsel an die Universität Zürich unter dem Motto „Glücklich zu zweit trotz Alltagsstress“ das Konzept *paarlife* entwickelt.

Die Durchführung des *paarlife*-Programms konzentriert sich vor allem auf eine gemeinsame Stressbewältigung der Paare sowie auf die Stärkung partnerschaftlicher Kommunikations- und Problemlösungskompetenzen. Dabei kommen im Rahmen von Wochenendtrainings für kleinere Gruppen von Paareinheiten neben theorieorientierten Vorträgen vor allem intensive praktische Trainings zu den beiden Themen „Stress“ und „Problemlösung“ zum Einsatz. Bemerkenswert ist, dass paarlife-Trainings in deutscher, französischer, italienischer und englischer Sprache angeboten werden. Einschlägige Publikationen dokumentieren den Erfolg des paarlife-Programms (vgl. Bodenmann & Shantinath, 2004; Bodenmann, Bradbury & Pihet, 2009).

Darüber hinaus wurde – mit Unterstützung von Schaer und Gmelch – auch eine gleichlautende interaktive DVD zur Verbesserung partnerschaftlicher Kompetenzen produziert (vgl. Bodenmann, 2008). Die paarlife-DVD enthält neben einer Einleitung und einer abschließenden Zusammenfassung ausführliche szenische Darstellungen und Kommentare sowie praktische Übungen zu den Themen „Was ist Stress?“, „Stress individuell bewältigen“, „Stress gemeinsam bewältigen“, „Paarkonflikte bewältigen“ und „Problemlösen“. Insofern eignet sich dieses Format nicht nur zur Anwendung im professionellen Kontext, sondern auch für den individuellen Gebrauch von Paaren.

3.2.2 Die Paarkommunikationstrainings EPL, KEK und KOMKOM

Ein weiterer Ansatz zur Stärkung der Qualität von Paarbeziehungen wurde vom Institut für Forschung und Ausbildung in Kommunikationstherapie e.V. in München entwickelt und bezieht sich auf unterschiedliche Phasen im Partnerschaftsverlauf. Eine zusammenfassende Darstellung findet sich bei Engl und Thurmaier (2015) im *www.familienhandbuch.de*.

Beschrieben werden dort die – nach Aussage der Autoren –

> [...] drei am häufigsten angebotenen Paarkommunikationstrainings in Deutschland: EPL (Ein Partnerschaftliches Lernprogramm) für junge Paare, KEK (Konstruktive Ehe und Kommunikation) für Paare in mehrjähriger Beziehung und KOMKOM (KommunikationsKompetenz – Training in der Paarberatung) für belastete Paare sowie die auf den Konzepten dieser Trainings basierende Reihe interaktiver DVDs „Gelungene Kommunikation ... damit die Liebe bleibt.

Beim EPL-Programm handelt es sich um:

> [...] ein Kommunikationstraining für junge Paare, die ihre Beziehung vertiefen möchten. Es umfasst 6×2 Stunden in unterschiedlicher „Verpackung", z. B. ein verlängertes Wochenende für jeweils vier Paare mit zwei ausgebildeten Trainern pro Kurs (meist eine Frau und ein Mann). Als Angebot der Ehevorbereitung wendet es sich im Wesentlichen an Paare, die heiraten wollen oder jung verheiratet sind.

Inhaltlich geht es dabei um folgende Aspekte:

> Wünsche mitteilen, Meinungsverschiedenheiten klären, den Alltag gemeinsam verbringen – nichts geht, ohne miteinander zu reden. Wie zufriedenstellend eine Beziehung erlebt wird, hängt maßgeblich davon ab, wie Paare miteinander sprechen. Hier setzt das EPL-Training an. Es hilft den Partnern,
> - sich so auszudrücken, dass beim Gegenüber genau das ankommt, was sie mitteilen wollen,
> - so zuzuhören, dass sie besser verstehen, was ihr Partner, ihre Partnerin meint,
> - ihre Meinungsverschiedenheiten und Probleme fair auszutragen.
>
> Das Vermitteln und Einüben der grundlegenden Kommunikations- und Gesprächsregeln steht im Mittelpunkt. Statt Beschuldigungen, Verallgemeinerungen, vorschnelle Interpretationen oder ungefragte Ratschläge auszusprechen, lernen die Partner, wie sie mit persönlichen und konkreten Mitteilungen einerseits und dem Schenken von Aufmerksamkeit und Interesse andererseits das gegenseitige Verständnis im Gespräch fördern können. Hierzu werden wichtige Sprecher- und Zuhörerfertigkeiten trainiert:
> - persönliche Formulierungen,
> - Ansprechen einer konkreten Situation oder eines konkreten Verhaltens,
> - beim Thema bleiben,
> - Gefühle offen aussprechen,
> - aufmerksames Zuhören,
> - offenes Nachfragen,
> - zusammenfassen, was man vom anderen verstanden hat.
>
> Mithilfe der Gesprächsregeln machen die Partner die Erfahrung:
> - trotz unterschiedlicher Sichtweisen läuft unser Gespräch gut,
> - ich kann mit dir reden, auch wenn ich sauer bin,
> - wir kommen einen Schritt weiter,
> - wir lernen uns noch besser kennen.
>
> Nach diesen Übungsschritten können sich die Paare dann speziellen Themenkreisen zuwenden. So sprechen sie z. B. darüber, was ihnen für ihre Ehe/Partnerschaft wichtig ist, welche konkreten Erwartungen sie an diese haben, wie sie sich ihre erotische und sexuelle Begegnung vorstellen und welche Werte ihre Beziehung tragen sollen – Themen also, die junge Paare kurz vor oder nach ihrer Hochzeit miteinander klären wollen.
>
> Am Ende jeder Sitzung werden den Teilnehmern kleine „Hausaufgaben" gegeben, die einerseits ein selbständiges Üben der erlernten Fertigkeiten beinhalten, andererseits Anregungen zur intensiveren Wahrnehmung eigener Wünsche und der positiven Seiten des Partners sowie für gegenseitige Verstärkung (z. B. „Verwöhntage") geben sollen. Die

> sechs Einheiten des EPL sind systematisch aufeinander aufgebaut, so dass die Paare Schritt für Schritt zum Kursziel hingeführt werden. [...]
>
> Ein Kurs besteht in der Regel aus vier Paaren mit zwei Kursleiter/-innen, die dafür eine eigene Ausbildung durchlaufen haben und regelmäßig an Supervisionstreffen teilnehmen. Die Paare besprechen ihre persönlichen Themen nur mit ihrem Partner, räumlich getrennt von anderen Teilnehmern. EPL fokussiert auf Paar-, nicht auf Gruppenarbeit. Die Wirksamkeit der EPL-Kurse entsteht aus dem systematischen Aufbau, der die Lernerfahrung im intensiven Paargespräch optimal fördert. Die Kursleiter schützen und unterstützen diesen Prozess durch unmittelbare und nicht inhaltliche Interventionen, indem sie z. B. bei verletzenden Vorwürfen das Gespräch anhalten und alternative Äußerungen anbieten. Dieses nach lerntheoretischen Gesichtspunkten konzipierte Inventar an strukturierten und unmittelbaren Interventionen, die allerdings nie den Inhalt der Partneräußerungen bewerten, soll wesentlich dazu beitragen, dass auch in schwierigen Gesprächssituationen eine offene und faire Verständigung ermöglicht wird.
>
> Das Training ist keine Therapie und keine Beratung. Es wendet sich daher nicht an Paare, die schwerwiegende Konflikte haben, denen es schon längere Zeit nicht mehr gelungen ist, sich zu versöhnen, oder die eine Trennung beabsichtigen.

Zum Praxis- und Forschungsstand des EPL vergleiche Job et al. (2014).

Beim KEK-Programm – abgekürzt für „Konstruktive Ehe und Kommunikation“ – handelt es sich um einen Kurs zur Weiterentwicklung von Partnerschaft:

> [Es] ist ein auf der Basis von EPL für die Ehebegleitung entwickeltes intensives Paarkommunikationstraining über 7×3 Stunden an zwei Wochenenden für jeweils vier Paare in mehrjähriger Beziehung mit zwei ausgebildeten Trainern pro Kurs. [...]
>
> Der Kurs ist in sieben Einheiten zu je drei Stunden gegliedert, die systematisch aufeinander aufgebaut sind. Um den Paaren ausreichend Zeit für ihre Zweiergespräche zu geben und flexibler auf ihre jeweiligen Schwierigkeiten mit den Rahmenthemen eingehen zu können, besteht das Programm aus zwei Arbeitsblöcken an zwei Wochenenden.
>
> Im Kursteil 1 lernen die Teilnehmer:
> - Vermeidung von typischen Kommunikationsfehlern und Sensibilisierung auf sinnvolle Gesprächsregeln,
> - unangenehme Gefühle adäquat zum Ausdruck bringen,
> - strukturiertes Problemlösen,
> - Positives in der Beziehung wahrnehmen und mitteilen.
>
> Im Kursteil 2 sprechen die Paare über wichtige Themen ihrer Beziehung und wenden dabei die Fertigkeiten an, die sie im ersten Kursteil erworben haben. Die Gespräche beschäftigen sich mit den Themen:
> - „Wie reden wir im Alltag miteinander?“ (Die gemeinsame Gesprächskultur weiterentwickeln)
> - „Unsere Beziehung ist lebendig!“ (Veränderungen und Neuorientierungen in wichtigen Bereichen Partnerschaftsbereichen besprechen)
> - „Was hält uns zusammen?“ (Sich bewusstmachen, was die Beziehung trägt).

Beim KOMKOM-Programm (abgekürzt für „KommunikationsKompetenz - Training in der Paarberatung") handelt es sich um:

> [...] ein auf der Basis von EPL und KEK für die Paarberatung und -therapie entwickeltes intensives Paarkommunikationstraining über 8×2,5 Stunden, z. B. an zwei Wochenenden für jeweils vier belastete Paare in mehrjähriger Beziehung mit zwei darin ausgebildeten Beratern oder Therapeuten pro Kurs.
>
> An den KOMKOM-Kursen können jeweils vier Paare teilnehmen, durchgeführt werden sie von jeweils zwei darin fortgebildeten Eheberatern/Paartherapeuten, die die Paargespräche unmittelbar begleiten. KOMKOM kann auch im Einzelpaarsetting durchgeführt werden. In acht Arbeitseinheiten zu je 2½ Stunden, die sich z. B. über 2 Wochenenden verteilen, werden grundlegende Fertigkeiten zu folgenden Bereichen erarbeitet und eingeübt:
>
> - Fehler und Möglichkeiten im Paargespräch
> - unangenehme Gefühle äußern
> - Probleme lösen
> - angenehme Gefühle äußern
> - Krisenmanagement
> - gemeinsame Gesprächskultur
> - Veränderungen und Neuorientierungen
> - Stärken der Beziehung

Auf der Basis des Paarkommunikationstrainings EPL (Ein Partnerschaftliches Lernprogramm) sowie des KEK (Konstruktive Ehe und Kommunikation) -Programms wurden unter dem Stichwort „Ein Kick mehr Partnerschaft - Gelungene Kommunikation ... damit die Liebe bleibt" auch drei DVD-Versionen entwickelt. Diese beziehen sich auf junge Paare, sowie auf Paare in mehrjähriger Beziehung und Paare im (Un-)Ruhestand. Die DVDs bestehen jeweils aus vier herausfordernden Paarsituationen, die von Schauspielern präsentiert und in jeder Ausgangssituation mit drei unterschiedlichen Reaktionen (z. B. Eskalation, Manipulation, Klärung) beantwortet werden (vgl. Engl & Thurmaier, 2007, 2010, 2012).

Des Weiteren sind die drei interaktiven DVDs jeweils mit einer Begleitbroschüre ausgestattet, in der im Einzelnen die unterschiedlichen Varianten ausführlich erläutert werden. Auf diese Weise können die positiven Paarbeziehungskompetenzen auch ohne den Besuch professioneller Kommunikationstrainings ergänzend gestärkt werden.

Darüber hinaus wurde für das EPL-Programm auch eine ausführliche Evaluation von teilnehmenden Paaren an EPL-Kursen im Vergleich zu einer Kontrollgruppe von nichtteilnehmenden Paaren - mithilfe des beobachtungsorientierten Kategoriensystems für Partnerschaftliche Interaktion (KPI) von Schindler et al. (1998) - über einen Zeitraum von fünf Jahren durchgeführt. Dabei ergaben sich z. T. markante Unterschiede zwischen der EPL- und der Kontrollgruppe. So zeigte sich z. B., dass nach fünf Jahren das „nonverbale negative Kommunikationsverhalten" für die teilnehmenden Personen der Kontrollgruppe im Vergleich zur EPL-Gruppe rund viermal so häufig beobachtet wurde.

Ein noch deutlicheres Kriterium für den Erfolg des EPL-Programms zeigt sich bei einem Vergleich der Trennungen und Scheidungen zwischen Paaren, die an dem EPL Kurs teilgenommen haben und einer Kontrollgruppe über einen Zeitraum von 25 Jahren (vgl. Abb. 33).

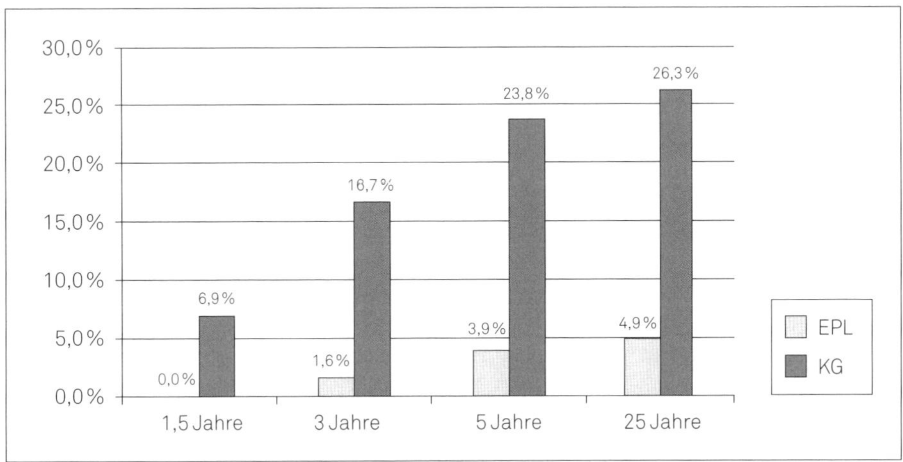

Abbildung 33: Heirats- und Trennungs-/Scheidungsraten im Rahmen des Paarkommunikationstrainings „Ein Partnerschaftliches Lernprogramm" (EPL) im Vergleich zu einer Kontrollgruppe (KG) über einen Zeitraum von 25 Jahren (persönliche Mitteilung von Herrn Engl, 2018)

Auch wenn die EPL-Paare nicht ganz gegen eine Scheidung gefeit sind, zeigt sich, dass nach 25 Jahren die Paare der Kontrollgruppe rund 5,4-mal häufiger geschieden sind als die Paare der EPL-Gruppe.

3.3 Prävention im Kontext von Eltern-Kind-Beziehungen

Überblick

Im Gegensatz zur Anzahl präventiver Programme im Bereich Paarbeziehungen ist das Angebot an präventiv orientierten Vorgehensweisen zur Stärkung von Eltern-Kind-Beziehungen deutlich umfangreicher. Exemplarisch sollen im Folgenden nach einer kurzen Klärung der Herausforderungen von Elternkompetenzen vier Programme zu deren Stärkung etwas ausführlicher dargestellt werden.

In der von der Bundeszentrale für gesundheitliche Aufklärung (2013) herausgegebenen Expertise „Gesundheitsfördernde Elternkompetenzen für das frühe Kindesalter" gibt es 47 (sic!) Programme, die in dieser Publikation im Einzelnen vorgestellt und nach einem vorgegebenen Evaluationsschema beurteilt werden.

Ohne die Absicht, diese 47 Programme sowie deren inhaltliche und methodische Fundierung im Einzelnen darzustellen, soll zunächst – wie es in der Expertise heißt – auf einige grundlegende „Individuelle, familiäre und externe Einflüsse auf Elternkompetenzen" eingegangen werden. Diese umfassen die folgenden Aspekte:

- Belastungen innerhalb des engeren sozial-emotionalen Umfelds des Elternteils, insbesondere Partnerschaftskonflikte
- weitere in der Lebenssituation begründete Stressfaktoren, die einen Teil der elterlichen Aufmerksamkeitskapazitäten beanspruchen und schließlich bei der Interaktion mit dem Baby fehlen
- mit den Bedürfnissen des Säuglings konkurrierende Ziele aus anderen Lebensbereichen
- Einflüsse, die vom Temperament des Kindes abhängen: Häufiges Schreien und die angeborene Neigung zur Unruhe können die elterlichen Ressourcen absorbieren und einen Kreislauf negativer Gegenseitigkeit in Gang setzen
- Wissen und Ansichten über Entwicklung und Erziehung
- eigene Bindungserfahrungen
- Verhaltensrepertoire der Bezugsperson
- Depressivität der Bezugsperson
- Integration der Eltern in ein soziales Netzwerk

Darüber hinaus werden noch weitere Einflüsse auf elterliche Erziehungskompetenzen aufgeführt:

1. „Die *elterliche Persönlichkeit*, die unter anderem durch die eigene Entwicklungsgeschichte in der Herkunftsfamilie geprägt ist.
2. Der *soziale Kontext*, insbesondere die Partnerbeziehung, soziale Unterstützung und Erfahrungen am Arbeitsplatz.
3. *Merkmale des Kindes*, wie z. B. Temperament, Persönlichkeit oder Verhaltensauffälligkeiten" (Bundeszentrale für gesundheitliche Aufklärung, 2013, S. 23).

Zur Klärung der Frage, welche Voraussetzungen für einen optimalen elterlichen Umgang mit ihren Kindern hilfreich sind, soll zunächst in komprimierter Weise auf vier Klassen elterlicher Erziehungs- und Beziehungskompetenzen hingewiesen werden (vgl. nach Schneewind, 2010, S. 179 f.). Es sind dies:

1. *Selbstbezogene Kompetenzen, d. h.*
   - Wissen über Entwicklung und Umgang mit Kindern aneignen,
   - Wertvorstellungen, eigene Bedürfnisse, eigene Lebensziele sowie Entwicklungsziele für die Kinder klären und zu Standards des Verhaltens machen,
   - eigene Emotionen kontrollieren, um überlegt handeln zu können,
   - flexibel, kreativ und veränderungsoffen sein,

- überzeugt sein, vom Einfluss und der Wirksamkeit des eigenen Handelns (Selbstwirksamkeit),
- eigene Fehler eingestehen, ohne sich davon entmutigen zu lassen (Selbstreflexivität).

2. *Kindbezogene Kompetenzen, d.h.*
   - auf physischem und psychischem Wege Zuneigung zeigen,
   - empfänglich für offene oder verdeckte kindliche Bedürfnisse und Nöte sein,
   - kindliche Entwicklungspotenziale erkennen und zu ihrer Verwirklichung beitragen,
   - kindliche Eigenständigkeit anerkennen und durch Gewährung von Freiräumen für eigenes Handeln fördern,
   - kindliche Kompetenzentwicklung fordern und fördern und unangemessenes Verhalten verhindern.

3. *Kontextbezogene Kompetenzen, d.h.*
   - gemeinsam mit den Kindern entwicklungsförderliche Situationen aufsuchen oder gestalten,
   - präventive Maßnahmen bei erwartbaren Schwierigkeiten ergreifen,
   - positive kindliche Entwicklungsgelegenheiten ohne Beisein der Eltern arrangieren bzw. negative Entwicklungskontexte vermeiden oder entschärfen,
   - Beziehungs- und Erziehungspartnerschaften gründen, die mit den eigenen Vorstellungen kompatibel sind.

4. *Handlungsbezogene Kompetenzen, d.h.*
   - Vertrauen in die eigene Handlungsfähigkeit haben,
   - entschlossen, sicher, konsistent in Übereinstimmung mit den eigenen Überzeugungen handeln,
   - eigenes Handeln situationsgerecht dosieren, um dem Kind Erfahrungen der Eigenverantwortlichkeit zu ermöglichen,
   - angekündigtes Handeln tatsächlich umsetzen,
   - mutig und kreativ handeln,
   - eigenes Handeln erfahrungsgeleitet ändern und an neue Gegebenheiten anpassen.

Im Folgenden werden aus der Vielzahl der von der Bundeszentrale für gesundheitliche Aufklärung (2013) erwähnten Präventionsangebote exemplarisch vier Konzepte zur Stärkung von Eltern-Kind-Beziehungen kurz vorgestellt: die Programme „Triple P“, „Starke Eltern – Starke Kinder“, „EFFEKT“ und „Freiheit in Grenzen“.

3.3.1 Triple P – „Positives Erziehungsprogramm für *alle* Eltern“

Das Triple P-Erziehungsprogramm (im englischen Volltext „Triple P-Positive Parenting Program“) wird im deutschen Sprachraum (Triple P auf einen Blick, n.d.) wie folgt beschrieben:

- Entwickelt von Professor Matt Sanders und seinen Kollegen an der Universität von Queensland.
- Fortlaufende Entwicklung und Forschung seit mehr als 35 Jahren. Über 800 Veröffentlichungen, klinische Untersuchungen, Wirksamkeits- und Disseminationsstudien rund um die Welt zeigen, dass Triple P für unterschiedliche Kulturen, sozio-ökonomische Gruppen und Familienstrukturen hilfreich ist.
- Von den Vereinten Nationen als bestes Erziehungsprogramm der Welt ausgezeichnet, auf Grundlage der umfassenden Evidenzbasis.
- Zahlreiche nationale und internationale Auszeichnungen.
- Triple P kann nachgewiesenermaßen die Fallzahlen von Kindesmisshandlung und Fremdunterbringungen reduzieren, wenn es einer ganzen Kommune angeboten wird (anstatt nur „Risikofamilien" anzusprechen).
- Triple P hat bisher rund vier Millionen Kindern und ihren Familien geholfen. Das Programm wird in mehr als 25 Ländern weltweit genutzt und wurde aus dem Englischen in 21 weitere Sprachen übersetzt. Über 75.000 Fachleute wurden bereits fortgebildet, um Eltern Triple P anzubieten.

Umfassend beschäftigt sich mit dem Programm eine auf internationalen Untersuchungen beruhende Publikation, in der u.a. auch kontextspezifische Merkmale (z.B. Status von Alleinerziehenden, ökonomische Rahmenbedingungen) berücksichtigt werden (vgl. Sanders & Mazzucchelli, 2017).

Triple P – Positives Erziehungsprogramm® ist ein System zur Unterstützung von Eltern und Familien, das entwickelt wurde, um verhaltensbezogenen und emotionalen Problemen bei Kindern und Jugendlichen vorzubeugen bzw. diesen entgegenzuwirken. Ziel ist es, Probleme in Familie, Schule und Kommune zu verhindern, bevor sie auftreten, und ein familiäres Umfeld zu schaffen, welches Kinder ermutigt, ihre Potenziale zu entfalten.

Inhaltliche Grundlagen des Programms sind sowohl Modelle sozialer Lerntheorie, kognitiver Verhaltens- und Entwicklungstheorie als auch Forschungsergebnisse zu Risikofaktoren, die mit der Entwicklung sozialer und verhaltensbezogener Probleme bei Kindern zusammenhängen. Triple P hat das Ziel, Eltern mit den Fertigkeiten und dem Selbstvertrauen auszurüsten, das sie brauchen, um unabhängig von fremder Hilfe zu werden und familiäre Schwierigkeiten ohne fortlaufende Unterstützung lösen zu können. Dabei wird systematisch auf den Stärken der Familien aufgebaut – strukturiert, alltagsnah, ziel- und verhaltensorientiert.

Auch wenn Triple P nachweislich Verhaltensauffälligkeiten verbessert, wird dies doch gerade dadurch erreicht, dass mehr als die Hälfte der 17 Triple P-Erziehungsfertigkeiten auf die Entwicklung positiver Beziehungen, Einstellungen und Verhaltensweisen abzielen.

Triple P wird für Eltern von Kindern bis 12 Jahre und Teen Triple P für Eltern von 12- bis 16-Jährigen angeboten. Darüber hinaus gibt es spezielle Programmvarianten, z.B. für Eltern von Kindern mit einer Behinderung (Stepping Stones) oder die sich gerade voneinander trennen (Family Transitions).

Das Triple P-Konzept ist auch in Deutschland auf eine positive Resonanz gestoßen, was auch ein Blick ins Internet zeigt. Dort findet sich u.a. folgende Einschätzung (vgl. https://www.triplep-eltern.de/de-de/ueber-triple-p/funktioniert-es/getestet-und-bewaehrt/):

> Triple P ist eines der wenigen Erziehungsprogramme auf der Welt, das auf Forschung basiert und dessen Wirksamkeit überprüft wird. Das bedeutet, dass es evidenzbasiert ist. Seit über 35 Jahren wird international zu Triple P geforscht, die Evidenzbasis wächst kontinuierlich.
>
> Es gibt mittlerweile mehr als 280 evaluierte Studien, darunter 146 randomisierte Kontrollgruppenstudien, die zeigen, dass Triple P für die meisten Familien funktioniert – und sich in verschiedenen Kulturen, sozio-ökonomischen Gruppen und Familienstrukturen als wirksam und hilfreich erweist.

Das Triple P-Konzept sieht fünf Ebenen mit unterschiedlichen Interventionen hinsichtlich Intensität und Reichweite vor, die in Abbildung 34 dargestellt sind und anschließend kurz erläutert werden.

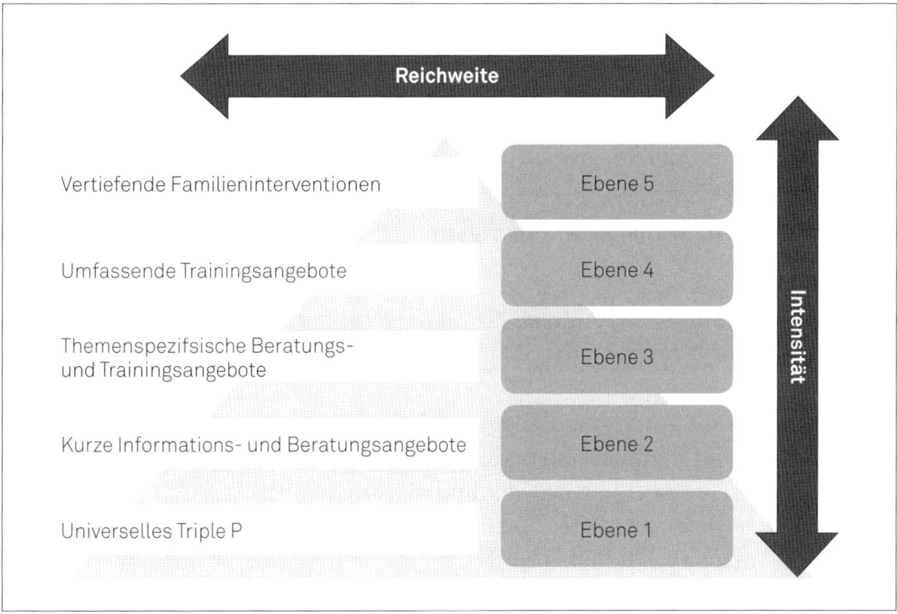

Abbildung 34: Reichweite und Intensität des Triple P-Programms (nach „Das Triple P-System“, n.d.)

Triple P ist nicht nur ein einzelnes Programm, sondern vielmehr eine ganze Reihe von Interventionen aufsteigender Intensität für Eltern von Kindern bis zu 16 Jahren.

Innerhalb jeder Ebene gibt es wiederum eine Auswahl an Durchführungsformen. So kann sichergestellt werden, dass Triple P flexibel genug ist, um den Bedürfnissen individueller und spezifischer Zielgruppen gerecht zu werden. Es wurde entwickelt, um Eltern im Sinne der Ressourcenorientierung und Selbstregulation genau so viel Hilfe zu geben, wie sie brauchen – nicht mehr und nicht weniger – um einer Überversorgung vorzubeugen und die Unabhängigkeit zu fördern.

Ebene 1: Kommunale Informationsstrategie
- Universelles Triple P – Wendet sich mit einer Kommunikationsstrategie an alle Familien

Ebene 2: Kurze Informations- und Beratungsangebote
- Triple P-Vortragsreihe Eltern, die an allgemeinen Informationen zur Förderung der Entwicklung ihres Kindes interessiert sind.

Ebene 3: Themenspezifische Beratungs- und Trainingsangebote
- Triple P-Kurzberatung

Ebene 4: Umfassende Trainingsangebote
- Triple P-Gruppentraining
- Teen Triple P-Gruppentraining
- Stepping Stones Triple P-Gruppentraining
- Triple P-Einzeltraining
- Triple P-Online

Ebene 5: Vertiefende Familieninterventionen
- Triple P-Plus

(in Ausschnitten unter Bezug auf http://www.triplep.de/files/6014/3227/2710/GER_The_Triple_P_System.pdf)

Zur Evaluation der unterschiedlichen Triple P-Programme gibt es eine Fülle von Studien. Eine umfangreiche Metaanalyse, die sich auf einen weltweiten Datenfundus bezieht, stammt von Nowak und Heinrichs (2008). Zusammenfassend heißt es dort in freier deutscher Übersetzung u. a.: „Die Ergebnisse – bezogen auf 55 Studien – machen deutlich, dass das Triple P-Programm positive Veränderungen der elterlichen Erziehungsfertigkeiten bewirkt und je nach Intensität der Intervention zu kleinen bis mittleren Effektstärken bezüglich kindlicher Verhaltensprobleme und elterlichen Wohlbefindens führt."

Über die wichtigsten Forschungsbefunde zur Effektivität der unterschiedlichen Varianten des Triple P-Programms für den internationalen und deutschen Bereich informiert: http://www.triplep.de/de-de/was-kann-triple-p/evidenzbasiert/wichtigste-forschungsergebnisse/

Für den deutschen Sprachraum konnte Hahlweg (2013) Folgendes nachweisen:

1. „Das Triple P-Gruppentraining ist nachhaltig wirksam (sowohl universell als auch indiziert) und kann das Erziehungsverhalten der Eltern sowie externalisierende Verhaltensauffälligkeiten der Kinder deutlich verbessern."
2. „Das Triple P-Elternarbeitsbuch mit telefonischer Unterstützung wird von Eltern als qualitativ hochwertig bewertet, es reduziert deutlich kindliche Verhaltensauffälligkeiten und verbessert elterliches Erziehungsverhalten."
3. „Das Triple P-Gruppentraining eignet sich hinsichtlich Wirksamkeit und Zufriedenheit auch für Familien unterer sozialer Schichten sowie für Eltern von Grundschulkindern an Schulen mit ‚schwierigem Einzugsgebiet'."

Abschließend sei zum Triple P-Konzept zur Frage „Was kann Triple P?" und dessen Evaluation zum Stichwort „Evidenzbasiert" das folgende, nicht ohne Selbstbewusstsein formulierte, Statement zitiert: „Kein anderes Erziehungsprogramm der Welt kann seine positive Wirksamkeit so umfassend nachweisen wie Triple P. Daher steht es auf Platz 1 in der Rangliste der Vereinten Nationen" (Triple P im Internet: Stichwort „Evidenzbasiert", n.d.).

3.3.2 Starke Eltern – Starke Kinder©

Um die gewaltfreie Erziehung als Erziehungsideal praktisch umzusetzen, wurden flächendeckende Elternbildungsangebote für Familien notwendig. Das Bundesfamilienministerium förderte von 1999 bis 2002 die Elternkurse des Deutschen Kinderschutzbundes (DKSB) *Starke Eltern – Starke Kinder®* und so konnten die Kursangebote im DKSB und bei anderen Trägern aufgebaut werden. Seither stehen insgesamt 116 Trainerinnen und Trainer zur Verfügung, die bisher rund 14.000 Elternkursleiterinnen und -leiter ausgebildet haben. Ihnen ist es zu verdanken, dass etwa 160.000 Eltern einen Elternkurs besuchen konnten. Hiervon haben bis heute schätzungsweise 320.000 Kinder profitiert.

Konzeption der „Starke Eltern – Starke Kinder"-Kurse

Die Kurse bestehen aus 8 bis 12 Kurseinheiten, die jeweils zwei bis drei Stunden dauern und in der Regel 10–15 Teilnehmer und Teilnehmerinnen umfassen. Dabei werden die Inhalte beiden Elternteilen und nach Möglichkeit gleichzeitig vermittelt, wodurch die Umsetzung der in den Kursen erworbenen Kenntnisse in den Alltag der Familie erleichtert werden sollen.

Die Inhalte der Kurse basieren auf einer Kombination aus Theorievermittlung, Selbsterfahrung und übendem Lernen. Jede Einheit steht unter einem bestimmten Motto, das durch eine theoretische Einführung und praktische Übungen veranschaulicht wird, am Ende jeder Einheit steht eine Wochenaufgabe.

1. Abend – Vorstellung der Elternkurskonzeption
2. Abend – Was ist wirklich wichtig in der Erziehung?

3. Abend – Die psychischen Grundbedürfnisse des Kindes
4. Abend – Selbstkenntnis – Ausdrucksfähigkeit
5. Abend – Selbstkenntnis – Geben und Empfangen von Feedback
6. Abend – Wie bin ich als Erzieher – was ist meine Aufgabe?
7. Abend – Wie verhalte ich mich als Erzieher in Problemsituationen?
8. Abend – Wie bin ich als Erzieher – wie drücke ich meine Bedürfnisse aus?
9. Abend – Gefühlsäußerungen
10. Abend – Wie bin ich als Erzieher – wie benutze ich Macht?
11. Abend – Problemlösungsfähigkeit
12. Abend – Was haben wir gelernt? (Grüne Liste Prävention, n.d.)

Insgesamt liegt dem „Starke Eltern – Starke Kinder"-Ansatz eine vornehmlich ressourcenorientierte Vorgehensweise zugrunde. Diese beinhaltet die in Abbildung 35 wiedergegebenen Aspekte.

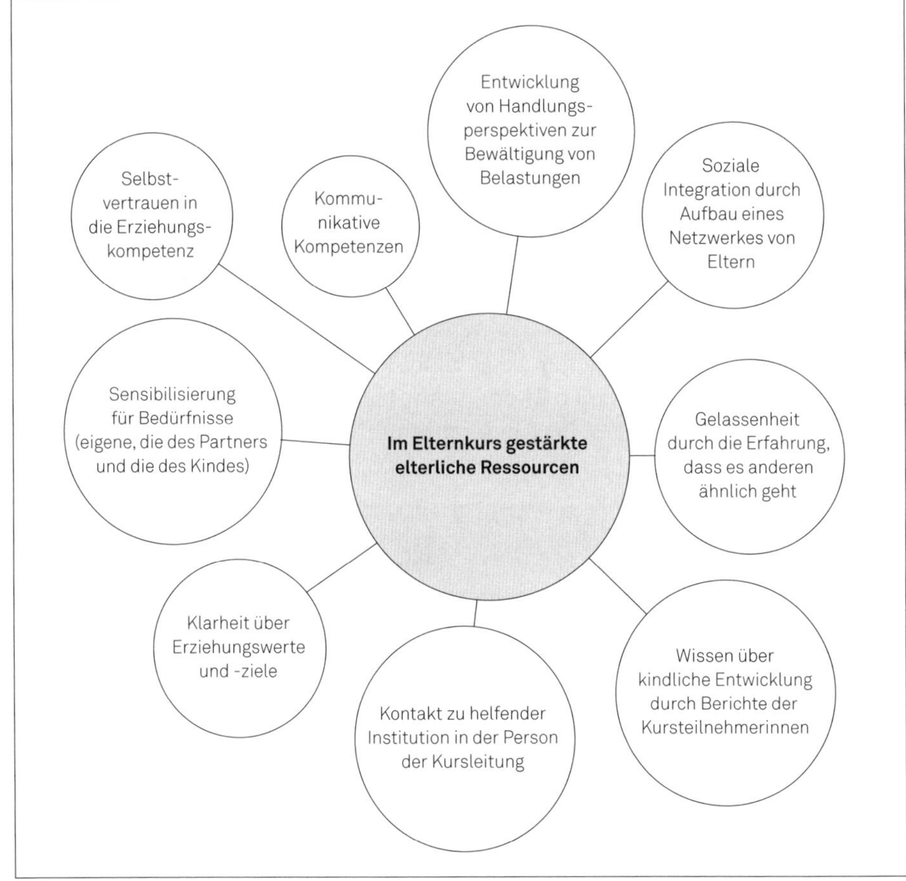

Abbildung 35: Ressourcenorientierung des „Starke Eltern – Starke Kinder"-Programms (nach Deutscher Kinderschutzbund Bundesverband e.V., 2011, S. 47)

Eine Evaluation des „Starke Eltern – Starke Kinder"-Kurses erbrachte folgende Ergebnisse (vgl. Rauer, 2009):

> Die in der Studie erhobenen Skalen der Elternbefragungen weisen nach, dass die Eltern durch den Kursbesuch
> - ihre Unsicherheit und Unzufriedenheit mit der Elternrolle abbauen können,
> - ihre Selbstwirksamkeit und ihr positives Elternverhalten steigern,
> - negative Verhaltensmuster reduzieren können und
> - vor allen Dingen die positiven Seiten und Stärken ihrer Kinder wahrnehmen. Dies ist ein besonders erfreuliches Ergebnis, ist es doch eines der wichtigsten Ziele der Elternkurse.
>
> Dem entsprechen die Skalen der Kinderbefragung. Sie zeigen, dass die Kinder mehr entwicklungsfördernde Verhaltensweisen wie Wärme, Trost und Unterstützung bei ihren Eltern wahrnehmen, nachdem diese am Kurs teilgenommen hatten.
>
> Eine weitere Übereinstimmung zwischen Eltern- und Kinderperspektive stellte die Evaluation fest: Die Kinder nennen Probleme mit Gleichaltrigen weniger häufig. Die Eltern schätzen das Sozialverhalten ihres Kindes nach dem Kurs positiver ein.
>
> Bei der Eltern-Kind-Interaktion beobachtete das Evaluationsteam weitere erfreuliche Tendenzen: Kurserfahrene Eltern zeigten im Vergleich zur Kontrollgruppe deutlicher einfühlendes Verstehen, aber auch Verbindlichkeit, Struktur und Grenzen (Starke Eltern – Starke Kinder im Internet. Stichwort „Evaluationsergebnisse", n. d.).

3.3.3 Das EFFEKT©-Elterntraining

Das EFFEKT-Elterntraining (Abkürzung für Elternförderung in Familien: Eltern- und Kinder-Training) ist – ausgehend von einer rechtspsychologischen Perspektive (vgl. Lösel, 2014) – ein Gruppentraining für zehn bis 15 Teilnehmer/Teilnehmerinnen und zielt auf die Förderung der Erziehungskompetenz ab (vgl. Beelmann & Lösel, 2004). Das Training ist bewusst kurzgehalten, um die Teilnahmerate der Eltern zu erhöhen und Ausfälle zu vermeiden. Die Inhalte beziehen sich auf Grundregeln positiver Erziehung, Bitten und Aufforderungen, Grenzen setzen, schwierige Erziehungssituationen, Überforderung in der Erziehung (Stress, Verhaltensprobleme) und soziale Beziehungen der Familie.

Den Elternkurs „Förderung der Erziehungskompetenz" gibt es sowohl in einer „Standard-" als auch einer „Interkulturellen"-Version und wird auf der EFFEKT-Homepage (Der Elternkurs „Förderung der Erziehungskompetenz", n. d.) wie folgt beschrieben:

> Der Elternkurs zur Erziehungsförderung ist für alle Eltern (auch mit Migrationshintergrund) von Kindern im Alter von drei bis zehn Jahren geeignet. Der Kurs enthält Tipps für Erziehungsprobleme und behandelt u. a. folgende Fragen:
> - Wie können Eltern das Selbstvertrauen ihres Kindes stärken?
> - Wie können Aufforderungen effektiv gestellt werden?

- Wie erklären die Eltern klare Regeln?
- Wie können sie mit schwierigen Erziehungssituationen umgehen?
- Wie kann Stress in der Erziehung besser bewältigt werden?
- Wie können Eltern die Freundschaften ihres Kindes am besten unterstützen?

Das Elterntraining umfasst fünf bzw. sechs Gruppensitzungen, die zwischen 90 und 120 Minuten dauern und im Kindergarten oder in der jeweiligen Institution stattfinden. Die Inhalte werden von den Kursleitern, die von der Universität Erlangen-Nürnberg ausgebildet wurden, in Vorträgen, Gruppendiskussionen mit Erfahrungsaustausch, Rollenspielen, Übungen für zu Hause u.a. vermittelt. Zu jedem Termin bekommen die Eltern ausführliche Materialien und Zusammenfassungen.

Die Inhalte der interkulturellen Version des Elterntrainings wurden sowohl inhaltlich als auch sprachlich an die Bedürfnisse der Teilnehmer/Teilnehmerinnen mit Migrationshintergrund angepasst und durch eine weitere Einheit zum Thema Erziehen im kulturellen Kontext (Werte, Zweisprachigkeit und Interkulturalität) erweitert. Ein Überblick über die Gestaltung der EFFEKT-Gruppentrainings für Eltern ist in Tabelle 7 wiedergegeben.

Tabelle 7: Überblick über die allgemeine Konzeption des EFFEKT-Gruppentrainings für Eltern (nach Stemmler, Beelmann, Jaursch, Lösel, Runkel & Kabackci-Kara, 2010)

Zielgruppe	Eltern von Vor- und Grundschulkindern (3–10 Jahre)
Umfang	5 Sitzungen á 90–120 Minuten
Art des Trainings	Manualisiertes Gruppentraining, 10–20 Teilnehmer/Teilnehmerinnen, 1–2 Kursleiter/Kursleiterinnen
Umsetzung	5 wöchentliche Termine in Gruppenräumen des Kindergartens
Inhalte/Themen	Grundregeln positiver Erziehung Bitten und Aufforderungen Grenzen setzen, schwierige Erziehungssituationen Überforderung in der Erziehung (Stress, Verhaltensprobleme) Soziale Beziehungen in der Familie
Inhalte Interkulturell	Erziehen im kulturellen Kontext
Methoden	Vortrag, Arbeitsgruppen, Gruppendiskussionen, Rollenspiel, Hausaufgaben, strukturierte Arbeitsmaterialien
Besonderheiten Interkulturell	Sprachliche Vereinfachung, mehr praktische Übungen, Materialien zeichnen sich durch weniger Text, mehr Beispiele und mehr Illustrationen aus

Zum EFFEKT-Programm existiert eine Fülle von Publikationen, von denen zwei exemplarisch besonders erwähnt werden sollen, da sie einen kurzen und prägnanten Überblick zu diesem Präventionsansatz bieten und zugleich auch auf dessen Evaluation eingehen (vgl. Lösel & Runkel, 2011; Lösel, Jaursch, Beelmann & Weng, 2013; Lösel, Klindworth-Mohr & Madl, 2014). Eine umfangreiche Publikationsliste zum EFFEKT Programm findet sich im Internet unter http://www.effekt-training.de/veroeffentlichungen.html.

Als Beispiel für die Evaluation des EFFEKT-Programms sei der in Abbildung 36 dargestellte Rückgang von Verhaltensproblemen bei Kindern genannt. Dabei zeigt sich, dass sich nicht nur eine Reduzierung von Verhaltensproblemen ergibt, wenn ausschließlich ein Elternkurs oder ein Kinderkurs durchgeführt wurde. Vielmehr stellte sich heraus, dass sich der gewünschte Effekt eines Rückgangs von Verhaltensproblemen deutlicher darstellt, wenn in den jeweiligen Familien sowohl der Erwachsenen- als auch der Kinderkurs besucht wurde.

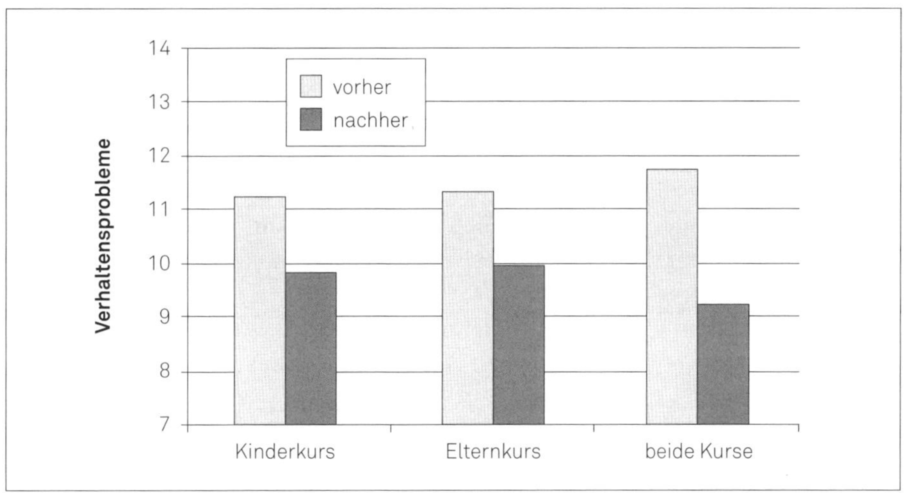

Abbildung 36: Reduzierung der Verhaltensprobleme von Kindern nach Durchführung unterschiedlicher EFFEKT-Kursvarianten (nach Stemmler, Beelmann, Jaursch, Lösel, Runkel & Kabackci-Kara, 2010)

Insgesamt haben sich die EFFEKT-Kurse in ihren vielfältigen Anwendungsoptionen als eine hilfreiche präventive Intervention zur Stärkung positiver Eltern-Kind-Beziehungen und zur Reduzierung kindlicher Verhaltensauffälligkeiten erwiesen.

3.3.4 Das „Freiheit in Grenzen"-Programm

Aufbauend auf den theoretischen Überlegungen zum „Freiheit in Grenzen"-Prinzip (vgl. Schneewind, 2002) wurden in den Jahren 2003, 2005 und 2007 CD-ROMs zur Stärkung von Elternkompetenzen für Eltern mit Kindern im Vorschulalter

(Schneewind, 2007), im Grundschulalter (Schneewind, 2003) und von Jugendlichen (Schneewind, 2005) entwickelt. Es handelt sich dabei jeweils um filmisch von Schauspielern (und Kindern im entsprechenden Alter) dargestellte Szenarien, in denen die Konzepte „Freiheit ohne Grenzen", „Grenzen ohne Freiheit" und „Freiheit in Grenzen" präsentiert und in beigefügten Booklets analysiert wurden. Der Grund, Erziehungskompetenzen über CD-ROMs zu vermitteln, bestand in folgenden Überlegungen:

CD-ROMs
- stellen typische Erziehungssituationen in bewegten Bildern dar,
- bieten Vergleiche zwischen verschiedenen Lösungsvarianten, die zeigen, wie Eltern auf ein und dasselbe Erziehungsproblem reagieren,
- analysieren und kommentieren das Geschehen in den einzelnen Lösungsvarianten,
- geben jedem die Freiheit, selbst auszuwählen, was ihn interessiert,
- lassen jedem seine Privatheit, d.h. es besteht kein Zwang zur Rechtfertigung.

Bezüglich des „Freiheit in Grenzen"-Prinzips wurden drei wesentliche Aspekte elterlichen Verhaltens zugrunde gelegt, nämlich
- *Elterliche Wertschätzung*, die sich darin äußert, dass Eltern
  - die Einmaligkeit und Besonderheit ihrer Kinder anerkennen;
  - ihre Kinder in allen Situationen respektvoll behandeln;
  - ihre Kinder unterstützen und ihnen helfen, wann immer sie das brauchen;
  - sich freuen, mit ihren Kindern zusammen zu sein und gemeinsame Aktivitäten genießen.
- *Fordern und Grenzen setzen*, das erkennbar daran wird, wenn Eltern
  - ihren Kindern etwas zutrauen und Forderungen stellen, die ihre Entwicklung voranbringen;
  - Konflikte mit ihren Kindern nicht scheuen, aber konstruktiv austragen;
  - gegenüber ihren Kindern eigene Meinungen haben und diese überzeugend vertreten;
  - klare, dem Entwicklungsstand ihrer Kinder angemessene Grenzen setzen und auf deren Einhaltung bestehen.
- *Gewähren und Fördern von Eigenständigkeit*, das sich auf Elternseite dadurch zeigt, dass sie
  - ihre Kinder mit ihren Bedürfnissen und Ansichten ernst nehmen;
  - prinzipiell gesprächs- und gegebenenfalls kompromissbereit sind;
  - ihren Kindern ein Optimum an eigenen Entscheidungen ermöglichen und dadurch ihre Entscheidungsfähigkeit und Selbstverantwortlichkeit stärken;
  - ihren Kindern Möglichkeiten eröffnen und sie dabei unterstützen, eigene Erfahrungen zu sammeln.

Für alle drei Altersgruppen von Kindern werden jeweils fünf Ausgangsszenarien präsentiert, zu denen filmische Fortsetzungen, entsprechend den oben erwähnten elterlichen Verhaltensweisen „Freiheit ohne Grenzen“, „Grenzen ohne Freiheit“ und „Freiheit in Grenzen“, erfolgen. Beispiele für die Szenarien der drei Altersgruppen von Kindern sind:

- „Gemeinsames Brettspiel oder *Nicht verlieren können*“ (Kinder im Vorschulalter)
- „Geschwisterstreit oder *Das ist meins!*“ (Kinder im Grundschulalter)
- „Sexualität oder *Ich weiß, wo die Babys herkommen*“ (Jugendliche)

Zu jeder der fünf Ausgangssituationen pro Altersgruppe der Kinder werden die jeweils drei „Lösungsvarianten“ kommentiert, indem erläutert wird, was im Einzelnen passiert ist und ein Fazit bezüglich des Elternverhaltens und des Lerneffekts für das Kind gezogen wird. Dabei werden auch einzelne kritische Situationen nochmals kurz filmisch wiederholt. Darüber hinaus wird in einer als „roter Faden“ bezeichneten Zusammenfassung die Essenz des „Freiheit in Grenzen“-Konzepts dargestellt, indem die Beziehung zwischen konkretem elterlichem Verhalten und elterlichem Erziehungsstil erläutert wird. Außerdem werden unter dem Titel „Überleben in schwierigen Situationen“ zwölf konkrete Erziehungstipps präsentiert.

Die CD-ROMs wurden inzwischen in DVDs umgewandelt und in eine jeweils ausführliche Buchversion integriert, in der u.a. auch eine Reihe von Selbsttests enthalten sind. Diese umfassen „Erziehungswerte“, „Erziehungsgrundsätze“, „Erziehungsverhalten“, „Elternallianz“ und „Kindliche Verhaltensweisen – Wer besitzt das Problem?“ (vgl. Schneewind & Böhmert, 2016a, b, c). Einen Überblick über den thematischen Aufbau der „Freiheit in Grenzen“ DVDs zeigt die Abbildung 37.

Darüber hinaus finden sich in den Buchversionen ausführliche Trainerleitfäden zu Durchführungen der DVDs im professionellen Kontext, für die vier Termine mit einer Dauer von ca. 2,5 bis 3 Stunden und einer Teilnehmerzahl von 8 Paaren bzw. 16 Teilnehmern vorgesehen sind.

Bezüglich der Evaluation des „Freiheit in Grenzen“-Konzepts wurde für Eltern mit Kindern im Grundschulalter eine kontrolliert randomisierte Evaluationsstudie an 120 Familien (Mütter und Väter) über einen Zeitraum von sechs Monaten durchgeführt. Dabei konnte nachgewiesen werden, dass insbesondere Väter im Vergleich zu einer Lektüre- und einer Warte-Kontrollgruppe von der DVD-Variante profitierten (Bergold, Rupp, Schneewind & Wertfein, 2009).

Im Einzelnen ergab sich für die Väter auf der Basis einer Reihe etablierter Erhebungsinstrumente folgender Befund:

- geringerer Gesamtproblemwert bezüglich des Verhaltens des Kindes
- weniger permissive Erziehungseinstellung
- weniger Kontrolle und Überbehütung in ihrem Erziehungsverhalten
- größeres Ausmaß an Selbstwirksamkeit in der Elternrolle
- mehr Zufriedenheit in ihrer Elternrolle
- weniger Familienstress

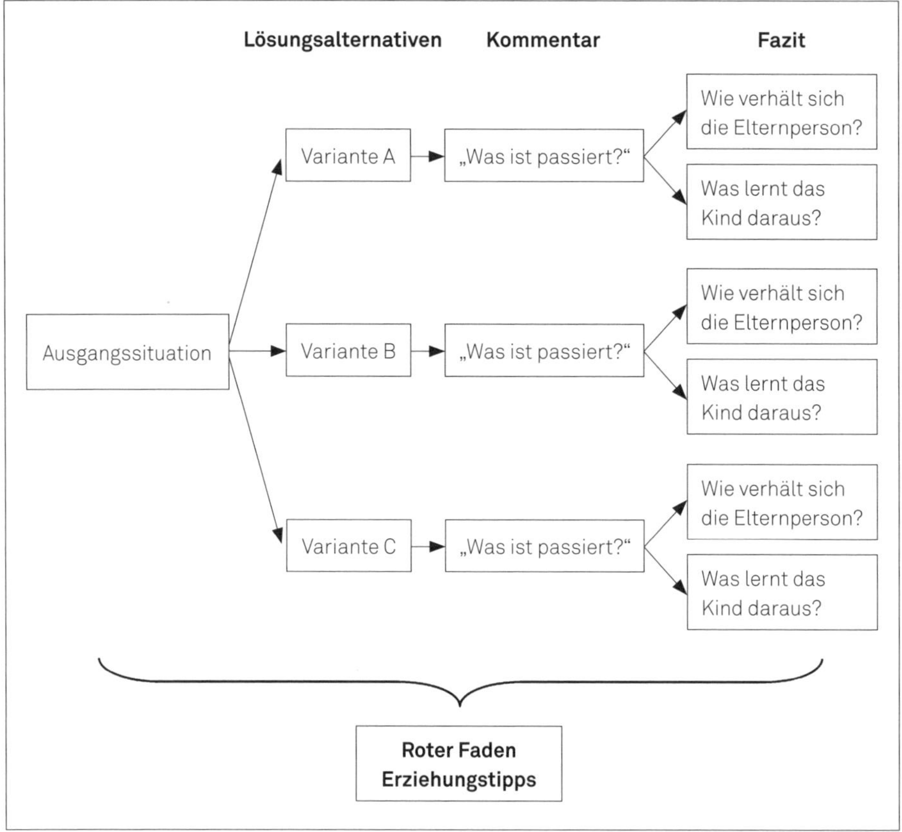

Abbildung 37: Thematischer Aufbau der DVDs „Freiheit in Grenzen“ (nach Schneewind & Böhmert, 2016a, 2016b, 2016c, S. 82)

Für die Mütter zeigten sich folgende Effekte:

- weniger Ablehnung und Bestrafung
- weniger Erziehungsstress in der Elternrolle
- mehr Verbundenheit in der Partnerschaft
- mehr Verbundenheit in der Familie

Abschließend bietet sich nicht nur generell, sondern speziell auch zum Thema Prävention im Kontext von Paar- und Eltern-Kind-Beziehungen ein Bonmot an, das von dem amerikanischen Ökonomen Peter Drucker stammt:

> „The best way to predict the future is to create it.“

III. Systemische Familientherapie: Grundlagen, Anwendung und Wirksamkeit

4 Therapie im Kontext von Familienbeziehungen

Im Folgenden wird zunächst etwas ausführlicher auf die Entwicklung unterschiedlicher theoretischer Ansätze der Familientherapie eingegangen, die zu einer systemisch orientierten Konzeption familientherapeutischen Handelns geführt haben. Darüber hinaus wird die Relevanz dessen, was als *systemisch* bezeichnet wird, für den therapeutischen Prozess betrachtet, um anschließend das Repertoire an systemischen Interventionen genauer in den Blick zu nehmen. Zuletzt soll schließlich der aktuelle Stand zur Wirksamkeit der systemischen Familientherapie bezüglich des Tableaus an unterschiedlichen Behandlungserfordernissen dargestellt werden.

4.1 Entwicklung der systemischen Familientherapie: von der Differenzierungs- zur Integrationsphase

Überblick

Die systemische Variante der Familientherapie hat sich auf der Basis unterschiedlicher psychologischer Theorien ohne einen expliziten Bezug zu familienbezogenen Problemen zunächst als Erweiterung dieser Theorien zu einem jeweils familienorientierten Schwerpunkt entwickelt. Vor diesem Hintergrund kam es zu einer Integration theoretisch unterschiedlich verorteter Ansätze auf der Basis eines theorieübergreifenden systemischen Konzepts.

Wenn man die Entwicklung der Familientherapie im Zeitverlauf betrachtet, zeigt sich, dass es etwa ab Mitte des vorigen Jahrhunderts auf der Basis unterschiedlicher allgemeiner psychologischer Theorien eine Orientierung für die Familientherapie gegeben hat. Hierzu gehörten insbesondere die Psychoanalyse, die am radikalen oder kognitiven Behaviorismus orientierte Psychologie sowie die humanistische Psychologie. Zunächst gab es eine differenzierende Übernahme dieser Theorien für familientherapeutische Zwecke. Die Weiterentwicklung dieser theoretisch unterschiedlich ausgerichteten familientherapeutischen Konzepte führte zu deren Integration auf der Basis einer systemischen Perspektive. Dabei spielen insbesondere vier Aspekte eine zentrale Rolle, nämlich (a) die Orientierung an der Systemtheorie, (b) die Ausrichtung am Konstruktivismus, (c) die Einbeziehung einer ressourcenstärkenden Vorgehensweise sowie (d) der Nutzung unterschiedlicher diagnostischer und Interventionsmethoden im Sinne eines Methodenpluralismus (vgl. Abb. 38).

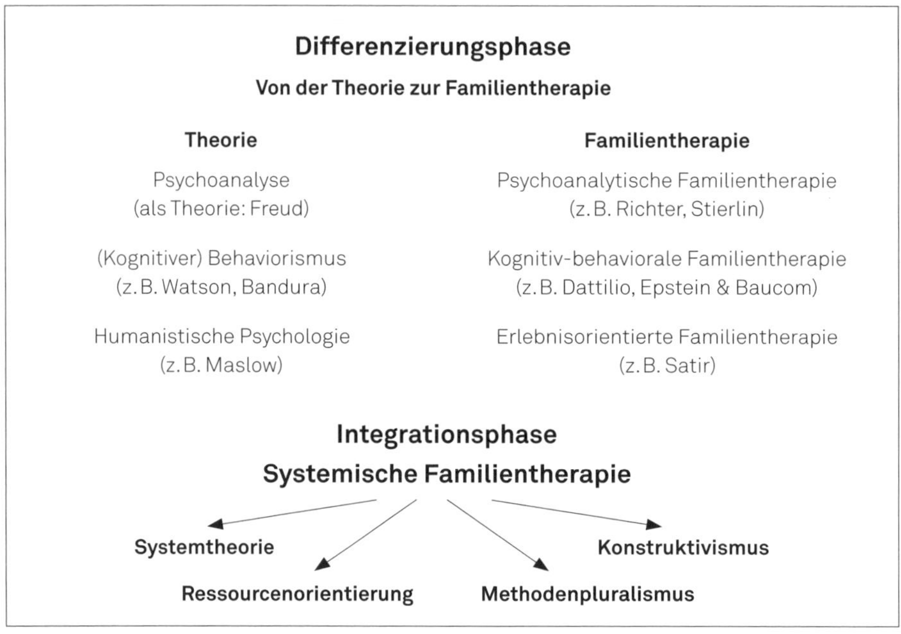

Abbildung 38: Entwicklung der systemischen Familientherapie (nach Schneewind, 2010, S. 288)

Was den in Abbildung 38 dargestellten Aspekt *Systemtheorie* anbelangt, sei zunächst nur darauf verwiesen, dass es unter dem Begriff *systemisch* im Kontext der Familientherapie unterschiedliche Ausrichtungen gibt, auf die im folgenden Abschnitt etwas ausführlicher eingegangen wird.

Zum Stichwort *Systemtheorie* ermöglichen die folgenden zehn Kernaspekte einer allgemeinen Familiensystemtheorie eine Präzisierung des Verständnisses dieses Stichworts (vgl. ausführlicher hierzu: Schneewind, 2010, S. 101ff.):

- *Ganzheitlichkeit.* Betrachtung der Familie als interpersonales Beziehungsgefüge entsprechend dem gestaltpsychologischen Motto: „Das Ganze ist mehr als die Summe seiner Teile“;

- *Zielorientierung.* Die Ausrichtung familialer Gemeinschaftlichkeit an individueller *und* gesellschaftlicher Bedürfnisbefriedigung;
- *Regelhaftigkeit.* Aus den familialen Interaktionen erschließbare Beziehungsmuster, die u.a. das Ausmaß an Nähe und Distanz, die Festlegung von Hierarchie und Ausübung von Macht bzw. Kontrolle sowie die Handhabung von Problemen und Regelung von Konflikten beeinflussen;
- *Grenzen.* Einerseits die Abgrenzung von Personen oder Personengruppen innerhalb der Familie, andererseits die Abgrenzung der Familie als Ganzes gegenüber ihrer Umwelt;
- *Zirkuläre Kausalität.* Ein zwischen zwei oder mehreren Familienmitgliedern stattfindender Prozess der wechselseitigen Beeinflussung, der prinzipiell zu einer Zustandsänderung aller Beteiligten führt;
- *Positive und negative Rückkoppelung.* Ein von einer relativ stabilen Ausgangslage ausgehender abweichungsverstärkender Interaktionsverlauf zwischen zwei oder mehreren Familienmitgliedern (z.B. bei einem eskalierenden Streit) bzw. eine abweichungsdämpfende Abfolge von Interaktionen, die zu einer stabilen Lage zurückführt (z.B. beim Trösten eines weinenden Kindes);
- *Selbstorganisation.* Die prinzipielle Fähigkeit von Familiensystemen, sich anzupassen und so ihren Fortbestand durch selbstinitiiertes Handeln zu sichern;
- *Homöo- vs. Heterostase.* Herstellung bzw. Aufrechterhaltung eines etablierten stabilen Gleichgewichtszustandes im Gegensatz zu einer entwicklungsbedingten Anpassung an neue familiale Beziehungsmuster;
- *Wandel erster und zweiter Ordnung.* Quantitativ-strukturkonservierende Veränderungen (z.B. Sanktionierung bei Übertretung von Familienregeln nach dem Motto „Mehr desselben") im Gegensatz zu qualitativ-strukturverändernden Wandlungsprozessen (z.B. Einführung neuer Familienregeln und Beziehungsmuster);
- *Familienspezifische interne Erfahrungsmodelle.* Bei jedem Einzelnen gibt es interne Repräsentationen von sich selbst und seinen Familienmitgliedern sowie von den Beziehungen, die zwischen dem Selbst und den anderen Familienmitgliedern bestehen.

Im Übrigen ist es bezüglich des in Abbildung 38 erwähnten Stichworts „*Konstruktivismus*" hilfreich, zwischen den Aspekten einer Kybernetik erster und zweiter Ordnung zu Unterscheiden (vgl. Schneewind, 2010, S. 274f.).

Dem Konzept der *Kybernetik erster Ordnung* liegt die Überzeugung zugrunde, dass der Therapeut ein mit „besserem Wissen" ausgestatteter Experte ist und aufgrund seiner Methoden und Techniken in der Lage ist, das Familiensystem (z.B. im Falle eines besonders aggressiven Kindes) wieder „in Ordnung" zu bringen. Es ist dies eine Grundhaltung, die nicht nur für eine einzelne therapeutisch tätige Person zutrifft, sondern auch für ein aus mehreren Personen bestehendes Therapeutenteam. Dabei kann bisweilen das mit einer selektiven Perspektive ausgestattete „bessere Wissen" von Therapeuten gründlich danebenliegen.

Ganz anders verhält sich hingegen die Vorgehensweise von systemisch orientierten Therapeuten, die sich an den Prinzipien der *Kybernetik zweiter Ordnung* orientieren, die bisweilen auch unter dem Begriff des „sozialen Konstruktionismus" (Gergen & Gergen, 2009) zusammengefasst werden. Im therapeutischen Kontext vertreten sie als Therapeuten eine Haltung, wonach sie sich nicht mehr als kundige Korrektoren familialer Beziehungen, sondern sich selbst als Bestandteil des therapeutischen Systems verstehen.

Der therapeutische Ansatz besteht dann darin, dass die Klienten gleichberechtigt ihre Vorstellungen über das Miteinander in ihrer Familie einbringen und im therapeutischen Prozess mit aushandeln. Von Schlippe und Schweitzer (2007, S. 69) haben dies wie folgt kommentiert: „‚Instruktive Interaktion' ist nicht möglich. Welche Zwangsmaßnahmen man auch immer anwenden mag, man kann einen Menschen nicht dazu zwingen, einen andern zu lieben oder ‚freiwillig und gern' mit ihm zusammenzuleben."

Der dritte in Abbildung 38 erwähnte Begriff der *Ressourcenorientierung* bezieht sich darauf, dass der Therapeut gemeinsam mit den Klienten Möglichkeiten erkundet, wie Zustände, die als Problem bezeichnet werden, von den Klienten eigenständig bewältigt werden können. Bisweilen genügt es dann von therapeutischer Seite auf die „Schatzkiste" von Ressourcen aufmerksam zu machen und den Schlüssel zu dieser Schatzkiste selbst zu nutzen.

Mit anderen Worten: Die ressourcenorientierte systemische Familientherapie legt nicht nur den Fokus auf Bedingungen, die sich als Stressoren qualifizieren (z. B., wenn sich Schwierigkeiten in der Paarbeziehung eingestellt haben oder wenn belastende Erfahrungen mit verhaltensgestörten Personen den Alltag mit Kindern dominieren), sondern auch auf die Bedingungen, die Klienten dabei unterstützen, ihre Ressourcen zu nutzen, um eigenständig herausfordernde und belastende Probleme bewältigen zu können.

Insofern sollten in einem *integrativen familiensystemischen Modell* unterschiedliche Systemeinheiten (Persönlichkeits-, Familien-, Mehrgenerationen- und extrafamiliale soziale Systeme) unter Berücksichtigung von Stressoren und Ressourcen sowie deren Entstehung, aktuelle Bedeutung und weiterer Verlauf auch für die Gestaltung familientherapeutischer Interventionen eine wichtige Orientierungshilfe für systemische Interventionen sein (vgl. Abb. 39).

Schließlich sei noch auf den in Abbildung 42 erwähnten *Methodenpluralismus* eingegangen, der weit über die im therapeutischen Kontext häufig ausschließlich genutzte sprachliche Ebene hinausgeht. Dabei sind u. a. Aspekte des therapeutischen Settings gemeint (z. B. einzel-, paar- und familientherapeutische Settings, Einsatz mehrerer Therapeuten, Nutzung reflektierender Teams hinter einem Einwegspiegel (vgl. von Schlippe, 2009).

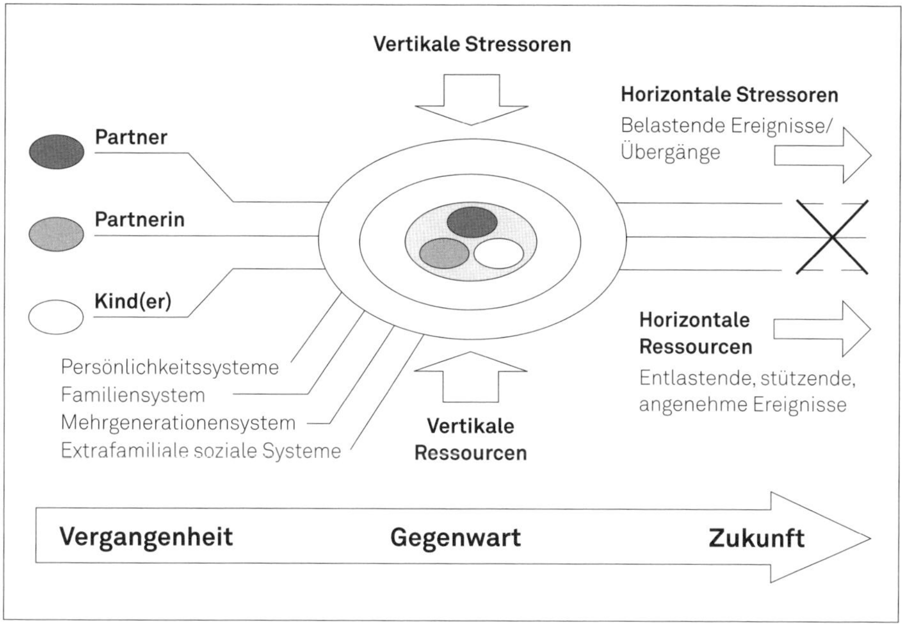

Abbildung 39: Integratives Familiensystemmodell (nach Schneewind, 2010, S. 128)

Des Weiteren besteht auch die Möglichkeit, Selbsthilfepotenziale zu aktivieren, wie es z.B. Asen und Scholz (2017) mit ihrem Konzept der *Multifamilientherapie* vorgeschlagen haben. Ähnliches gilt auch für die *Multisystemische Therapie*, die sich schwerpunktmäßig auf straffällig gewordene Jugendliche bezieht (vgl. Henggeler, Cunningham, Rowland & Schoenwald, 2012).

Da massiv gestörte, zum Teil straffällig gewordene Jugendliche besonders intensive und nachhaltige Hilfe brauchen, verspricht die aus den USA importierte *Multisystemische Therapie* (MST) genau das. In der Schweiz gibt es bereits Erfahrungen mit der MST. Für die Region Mainz wird aktuell das in Deutschland erste Projekt vorbereitet. Dabei sollen Psychologen, Sozialarbeiter und Pädagogen für die Jugendlichen rund um die Uhr im Team zusammenarbeiten und dabei vor Ort alle relevanten *Systeme* einbeziehen: Eltern, Freunde, Lehrer, Schüler und Gemeinde (vgl. Abb. 40).

Die bislang dokumentierten Erfolge der multisystemischen Therapie sind vielversprechend: von sinkenden Verhaftungsquoten, der Verringerung des Drogenmissbrauchs bis hin zu einer abnehmenden Zahl der Heimeinweisungen wird berichtet (ausführlicher hierzu vgl. Henggeler et al., 2012). Vor diesem Hintergrund ergibt sich die Möglichkeit, die MST als Alternative zur konventionellen Erziehungshilfe zu nutzen.

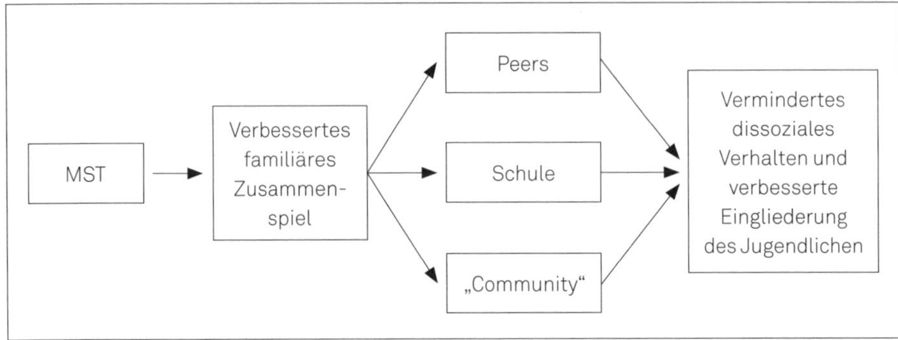

Abbildung 40: Das Modell der Multisystemischen Therapie (MST) (nach Henggeler, Cunningham, Rowland & Schoenwald, 2012, S. 4)

4.2 Was bedeutet „systemisch" im Kontext der Familientherapie?

Überblick

Wie bereits erwähnt, kann sich der Begriff „systemisch" im Kontext der Familientherapie sowohl auf das Konzept der „Kybernetik erster Ordnung" als auch auf das Konzept der „Kybernetik zweiter Ordnung" beziehen. Die Unterscheidung beider Konzepte und deren Implikationen für familientherapeutisches Handeln werden im Folgenden noch einmal kurz dargestellt.

Für den englischen Familientherapeuten Hills (2013, S. 193) ist das Wort *systemic* ein (in deutscher Übersetzung) „Chamäleon Wort", das „in vielfältiger Weise ohne ein vereinigendes Prinzip verwendet werden kann."

Auf die Frage, was „systemisch" bedeuten soll, findet sich der folgende ernüchternde Hinweis, der in gewisser Weise an das englische „Chamäleon Wort" erinnert:

> Vielleicht ist es wahr, vielleicht ist es aber auch eine Erfindung: 200 systemische TherapeutInnen wurden gefragt, was denn das Wörtchen ‚systemisch' zu bedeuten habe. Nicht ganz 200 verschiedene Antworten wurden dem Frager gegeben. Ist das ein Hinweis darauf, dass es eine einheitliche systemische Theorie gar nicht mehr gibt oder dass die systemische Welt ein hohes Entwicklungstempo hat oder ...? (Kröger/Deutsche Gesellschaft für Systemische Therapie, Beratung und Familientherapie e.V., n.d.)

Anders äußert sich der deutsche Arzt und Kinder- und Jugendlichenpsychotherapeut Rotthaus (n.d.) im Internet zu der Frage, was unter *systemisch* zu verstehen ist, indem er darauf verweist, dass es sich dabei um die „dynamische Wechselwirkung zwischen den biologischen und psychischen Eigenschaften einerseits und den sozialen Bedingungen des Lebens andererseits" handelt.

Mit dem Blick auf einzelne Personen stehe diese dynamische Wechselwirkung im „Zentrum der Betrachtung, um das Individuum und seine psychischen Störungen angemessen verstehen zu können". Nach Rotthaus ist die systemische Therapie und Familientherapie:

> [...] eine eigene klinische Theorie und Methodologie zur Erklärung und Behandlung psychischer Störungen. Psychische Krankheiten werden als Störung der Systemumweltpassung definiert. Individuelle Symptome werden als Ergebnis von krankheitserzeugenden und -aufrechterhaltenden Beziehungsmustern im Kontext der wichtigen Bezugspersonen gesehen. Diese Personen werden deshalb nach Möglichkeit in den therapeutischen Prozess mit einbezogen.

Dann aber nimmt Kröger, seines Zeichens ebenfalls Mediziner mit einem systemischen Profil, eine wichtige Präzisierung vor: Zunächst verweist er auf die bereits kurz dargestellte Unterscheidung zwischen Kybernetik erster und zweiter Ordnung. Im Fall der Kybernetik erster Ordnung steht der Begriff der *Homöostase* im Vordergrund. Gemeint ist damit, dass es so etwas wie ein ideales Gleichgewicht des familialen Beziehungsmusters gibt. Die Aufgabe von Familientherapeuten besteht dann darin, die als „dysfunktional" angesehenen Beziehungsmuster im Familiensystem zu erkennen und zu behandeln (wie z. B. bei dem bereits erwähnten aggressiven Kind, welches eine besondere Herausforderung für die Eltern bedeutet, zumal wenn sie unterschiedliche Vorstellungen davon haben, wie mit dem Kind umzugehen ist). Das therapeutische Vorgehen konzentriert sich dann darauf, durch entsprechende Maßnahmen den Gleichgewichtszustand des Familiensystems wiederherzustellen bzw. zu stabilisieren (z. B., durch die Klärung der Elternbeziehungen mit dem Ziel, ein gemeinsames und zugleich für das Kind entwicklungsförderliches Erziehungskonzept zu vermitteln).

Eine deutlich andere Sichtweise liegt der bereits erwähnten Kybernetik zweiter Ordnung zugrunde. Der zentrale Aspekt dieser Sichtweise besteht darin, dass die therapeutischen Beobachter Teil des gesamten therapeutischen Systems sind. In den Worten Krögers bedeutet dies: „Die Kybernetik 2. Ordnung berücksichtigt also das Subjekt des Beobachters und löst gleichzeitig den Begriff der Homöostase ab. Im Mittelpunkt des Interesses steht nun nicht mehr das Systemgleichgewicht, sondern die Frage danach, wie Systeme sich verändern." Gemeint ist damit, dass „der Beobachter das Familiensystem erschafft oder konstruiert. Ohne seine Sicht gäbe es dieses System nicht. Die Aufmerksamkeitsverschiebung in Richtung derjenigen Prozesse, die Systemveränderung und Systementwicklung bewirken, erklärt den großen Einfluss, den nun die Theorie der Selbstorganisation (Synergetik) ... die Theorie der *Autopoiese* [Hervorhebung des Autors] ... für die Diskussion der systemischen Theorie und Praxis hatten" (Kröger/Deutsche Gesellschaft für Systemische Therapie, Beratung und Familientherapie e.V., n.d.).

Zum Stichwort des von den Biologen Maturana und Varela (2009) eingeführten Begriffs der *Autopoiese*, ist nicht nur, aber auch mit Bezug auf menschliche Individuen und somit auch für Klienten im Kontext der Familientherapie die Fähigkeit gemeint, sich selbst erhalten, wandeln und erneuern zu können. Vor diesem Hintergrund haben Simon, Clement und Stierlin (2004, S. 40) hinsichtlich der Familientherapie folgende Klarstellung formuliert:

> Es ist nicht die Aufgabe des Therapeuten, Menschen zu ändern, sondern Kommunikationsmuster. Da er nicht instruktiv interagieren kann, muss er seine Interaktionen lediglich als *Perturbationen* [d.h. Verstörungen, Anmerkung des Autors] für ein Familienmitglied oder für die ganze Familie konzeptualisieren. Die Beziehung zwischen einem Therapeuten und einzelnen Patienten oder einer Familie ist eine Form der *strukturellen Kopplung* [d.h. die Verbindung zwischen zwei oder mehr Systemen, Anmerkung des Autors]. Der therapeutische Prozess ist ein Konversationsprozess zwischen operational geschlossenen Systemen.

4.3 Systemische Interventionen in der Familientherapie

Überblick

Systemisch orientierte familientherapeutische Interventionen basieren jenseits einer adäquaten therapeutischen Gesprächsführung auf einer Fülle von Interventionsverfahren, von denen die in der Praxis wichtigsten Vorgehensweisen vorgestellt und an Beispielen erläutert werden.

Vor dem Hintergrund des bereits erwähnten Konzepts der *Kybernetik zweiter Ordnung* und des damit verbunden Verständnisses von *Autopoiese* hat sich eine grundlegend neue Sichtweise von professioneller Intervention im Rahmen von Familienberatung und -therapie entwickelt. Demzufolge verstehen sich systemische Familientherapeuten nicht mehr als Vermittler „besseren Wissens", um familiale Probleme lösen zu können. Vielmehr nutzen sie Vorgehensweisen, die dazu beitragen können, die beteiligten Personen des Familiensystems in die Lage zu versetzen, ihre *Selbstwirksamkeit* zu aktivieren und zu stärken, d.h. die Fähigkeit, durch eigenes Handeln schwierige Situationen bewältigen zu können (Bandura, 1997).

Dabei kann die Intervention bereits vor der *eigentlichen* Intervention im Therapieraum eines Familientherapeuten im Rahmen eines Telefonats beginnen, worauf Prior (2013) hingewiesen hat. Er hat vorgeschlagen, in einem kurzen, etwa 5- bis

10-minütigen Telefonat mit dem potenziellen Klienten wichtige „Informationen und Interventionen vor dem ersten Gespräch" einzuholen.

Im Kontext eines derartigen Telefonats könnten – nach einer Klärung der Identität und Funktion der anrufenden Person (z. B. als Partner oder Elternperson) – folgende Fragen stehen: „Lassen Sie mich bitte kurz wissen, was Sie dazu gebracht hat, mit mir Kontakt aufzunehmen und was das zentrale Thema Ihres Anliegens ist."

Sofern die anrufende Person sich hierzu geäußert hat und dabei auf ein bestimmtes „Problem" oder auch „mehrere Probleme" zu sprechen gekommen ist, besteht die Möglichkeit, weiter nachzufragen – etwa welche Schritte bereits unternommen wurden, um das Problem zu lösen und welche Erwartungen diese Person an den Therapeuten hat. Inwieweit ein derartiges „vortherapeutisches Telefonat" bereits einen Veränderungseffekt auslöst, der womöglich eine ungeplante Beendigung einer Familientherapie zur Folge hat, ist – von wenigen Ausnahmen abgesehen – bisher wenig untersucht worden (vgl. jedoch z. B. Allgood et al., 1995).

Auf der Basis der Kybernetik zweiter Ordnung gibt es eine Fülle von Vorgehensweisen, um Veränderungsimpulse bei den Klienten in Gang setzen sollen. Diese sind allerding nicht vergleichbar mit Behandlungsmethoden, wie sie eher in der Medizin verwendet werden, um effektiv zur Heilung eines gesundheitlichen Problems zu führen. Stattdessen geht es im Kontext der familientherapeutischen Behandlungsmethoden um die Aktivierung und Stärkung der Eigenständigkeit von Klienten bei der Lösung von Schwierigkeiten, die sie als ihre „Probleme" bezeichnen.

Inzwischen sind mehrere Publikationen erschienen, die diese Thematik aufgreifen (vgl. Bleckwedel, 2015; Dold, 2017; Hansen, 2017; Neumann, 2015; Schindler et al., 2011; von Schlippe & Schweitzer, 2017; Schwing & Fryszer, 2017; von Sydow, 2015; Tomm, 2009; Wimmer, 2001). Im Folgenden soll kurz auf einige zentrale Aspekte dieser systemisch orientieren Familientherapie eingegangen werden. Dabei spielt die Art und Qualität der Fragen – insbesondere vor dem Hintergrund einer an der Kybernetik zweiter Ordnung orientierten Vorgehensweise – eine zentrale Rolle.

Was das Repertoire an Fragen angeht, die vom Therapeuten gestellt werden können, hat Tomm (2009) zwischen Fragen unterschieden, denen einerseits eine *Orientierungsabsicht* oder eine *Beeinflussungsabsicht* und andererseits *lineare* (im Originaltext von Tomm: „lineale" statt lineare) *oder zirkuläre Annahmen* zugrunde liegen. Dabei werden *lineare* Fragen, denen eine Orientierungsabsicht zugrunde liegt, als problemklärende und -definierende Fragen bezeichnet. Im Falle einer Beeinflussungsabsicht handelt sich um *strategische* Fragen, die sich als richtunggebende und konfrontierende Fragen zu erkennen geben. Im Gegensatz dazu äußern sich Fragen in einem orientierenden Kontext als *zirkuläre* Fragen, die sich auf die Auswirkungen bestimmter Verhaltensweisen oder Unterschiede des Verhaltens in bestimmten Situationen beziehen. Sofern der Fokus auf einer Beeinflussungs- oder Veränderungsabsicht beruht, konzentrieren sich die Interventionen auf *reflexive* Fragen oder Fragen zur Beobachterperspektive (vgl. Abb. 41).

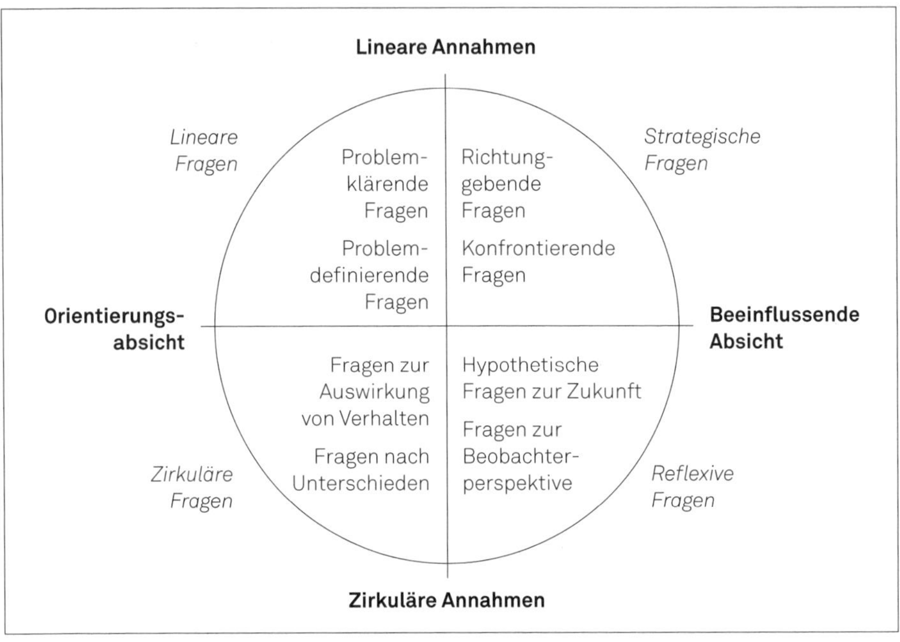

Abbildung 41: Lineare und zirkuläre Fragen (nach Tomm, 2009, S. 28)

Um die vier Fragetypen zu veranschaulichen, sei im Folgenden ein Erstgespräch mit einer Familie wiedergegeben, bei der der Vater unter einer Depression leidet (Neumann, 2015, S. 47f.):

Lineare Fragen:

- *An die Familie gerichtet*:
  - „Welches Problem bzw. Symptom hat Sie in die Praxis geführt?"
  - „Was ist an diesem Symptom für jeden Einzelnen von Ihnen jeweils schlimm?"
  - „Weshalb denken Sie, dass Ihr Mann/Vater depressiv ist?"
- *An den Ehemann gerichtet*:
  - „Nehmen Sie bezüglich des Problems Medikamente?"
  - „Haben Sie Schlafstörungen oder leiden Sie unter Hunger oder Appetitlosigkeit?"
  - „Wie genau zeigen sich die Symptome bei Ihnen?"
  - „Welche Erkrankungen hatten Sie im Laufe Ihres Lebens bereits?"
  - „Gibt es etwas, was Sie zurzeit besonders stark beschäftigt oder bedrückt, und was genau ist das?"
  - „Weshalb denken Sie, dass Sie depressiv sind?"
  - „Ist etwas passiert, das die Depression ausgelöst hat?"

Zirkuläre Fragen:

- *An die Ehefrau gerichtet*:
  - „Wer macht sich alles Gedanken über die Erkrankung Ihres Mannes?"
  - „Wer hat Ihrer Meinung nach deswegen die meisten Sorgen und wer die wenigsten?"
- *An den Ehemann gerichtet*:
  - „Was tut Ihre Gattin, wenn Sie sich Sorgen um Sie macht?"
  - „Wie verhalten Sie sich ihr gegenüber, wenn sie Ihnen zeigt, dass sie sich keine Sorgen um Sie macht?"
  - „Wer in der Familie erlebt die Sorgen Ihrer Frau am stärksten?"
- *An die Kinder gerichtet*:
  - „Seid ihr derselben Meinung wie euer Vater und eure Mutter?"
  - „Was macht euer Vater, wenn ihr euch mit der Mutter über ihn unterhaltet?"
  - „Weshalb denkt ihr, hat euer Vater diese Krankheit überhaupt bekommen?"

Strategische Fragen:

- *An die Ehefrau gerichtet*:
  - „Weshalb erzählen Sie nicht Ihrem Mann statt Ihren Kindern von Ihren Sorgen?"
  - „Wäre es Ihnen eigentlich nicht viel lieber, Sie könnten aufhören, sich Sorgen zu machen?"
  - „Was würde passieren, wenn Sie ihrem Mann in der nächsten Woche täglich um acht Uhr etwas vorschlügen, für bestimmte Dinge Verantwortung zu übernehmen?"
  - „Wie kommt es, dass Sie nicht kraftvoller versuchen, Ihren Mann zum Aufstehen zu bewegen?"
- *An den Ehemann gerichtet*:
  - „Bekommen Sie nicht mit, wie sehr es Ihrer Familie schadet, wenn Sie sich einfach ins Bett legen, anstatt über das zu sprechen, was Sie quält?"
  - „Wann beginnen Sie damit, Verantwortung zu übernehmen und sich einen Job zu suchen?"

Reflexive Fragen:

- *An die Ehefrau gerichtet*:
  - „Was würde Ihr Mann tun, wenn Sie Ihre Sorgen und die damit verbundene gedrückte Stimmung mit ihm teilen würden?"
  - „Gibt es vielleicht etwas, über das Ihr Mann sich ärgert und das er Ihnen aus Angst, Ihre Gefühle zu verletzen, nicht erzählt, weil er denkt, dass Sie nicht stark genug sind, das zu verkraften?"
  - „Wie könnten Sie ihn davon überzeugen, dass Sie das sehr wohl schaffen würden und dass er Ihnen alles erzählen kann?"
  - „Wenn es sonst Problem in Ihrer Beziehung gibt: Wer von Ihnen beiden entschuldigt sich am schnellsten?"
- *An den Ehemann gerichtet*:
  - „Wären Sie sehr überrascht, wenn Ihre Gattin sich bei Ihnen für Ihre Fehler entschuldigen würde?"

- „Können Sie sich vorstellen, dass es zum momentanen Zeitpunkt für Ihre Frau unmöglich ist, irgendwelche Fehler auf ihrer Seite überhaupt zu erkennen, geschweige denn zuzugeben?“
- „Wie lange wird es Ihrer Meinung nach dauern, bis Sie ihr verzeihen können, dass sie dazu nicht imstande ist?“
- „Wenn diese Depression plötzlich verschwinden würde: Was wäre dann alles anders in Ihrem Leben?“

Insbesondere die zuletzt angesprochenen reflexiven Fragen verweisen auf die im therapeutischen Kontext besonders nützlichen Möglichkeiten zur Auflockerung der „Wirklichkeit“ mutmaßlich verfestigter menschlicher Eigenschaften. Dabei wird die wahrgenommene „Wirklichkeit“ im Sinne der Kybernetik zweiter Ordnung als „gemeinsame Konstruktion“ und somit als einer „Art der ‚Einigung‘ eines sozialen Systems auf bestimmte Weisen der Beschreibung der Welt“ und „nicht als etwas, das objektiv und ein für alle Mal Gültigkeit besitzt“ gesehen. Menschen befinden sich demnach „permanent in einem Prozess selbstorganisierter Bedeutungserzeugung, in dem sie die Möglichkeiten, die Dinge zu sehen und zu beschreiben, wechselseitig einschränken“ (vgl. Systemische Gesellschaft. Systemische Methoden, n.d.). Im Kontext therapeutischer Intervention spielt daher der „Möglichkeitssinn“ eine besondere Rolle, was z.B. mit der Frage nach Ausnahmen einer bestimmten eigenschaftsbezogenen Verhaltensweise (z.B. „nicht zuhören können“) einer Verfestigung mutmaßlich unbeeinflussbarer individueller Eigenschaften entgegensteht.

Ausführlicher haben sich von Schlippe und Schweitzer (2016, S. 258f.) zum Thema unterschiedlicher Fragetechniken im Kontext systemischer Interventionen geäußert, wobei sie zwischen Fragen zur Wirklichkeits- und zur Möglichkeitskonstruktion unterscheiden:

Fragen zur *Wirklichkeitskonstruktion* beziehen sich auf Fragen, die den *Auftragskontext* fokussieren (z.B. „Wie ist es zu dem Kontakt mit der familientherapeutischen Institution gekommen?“, „Welche Erwartungen haben die Klienten?“). Fragen zum *Problemkontext* gehen auf eine umfassende Klärung der präsentierten Probleme ein (z.B. „Welche Verhaltensweisen verbinden sich mit dem Problem?“, „Unter welchen Bedingungen äußert sich das Problem?“, „Welche Konsequenzen hat das Problem für die einzelnen Familienmitglieder?“).

Fragen zur *Möglichkeitskonstruktion* thematisieren *Lösungsorientiere Fragen*, die u.a. Fragen nach Situationen beinhalten, in denen das Problem nicht aufgetreten ist (z.B. „Woran liegt es, dass das Problem nicht aufgetreten ist?“, „Wer hat als Erster zu erkennen gegeben, dass das Problem nicht mehr existiert?“), und *Problemorientierte Fragen*, die u.a. „Verschlimmerungsfragen“ beinhalten (z.B. „Was würden Sie tun, wenn Sie probeweise das Problem noch stärker zum Ausdruck bringen wollten?“, „Wer könnte Ihnen am ehesten dabei helfen, dass das Problem noch massiver wird?“).

Obwohl die Kompetenz, in einem familientherapeutischen Kontext über ein breites Repertoire an familiensystemisch relevanten Fragen zu verfügen, eine wichtige Ressource ist, gibt es eine Reihe von Interventionsmöglichkeiten, die zwar auch sprachlich, nicht aber in Form von Fragen, Anwendung finden können. Hierzu gehören die folgenden Kompetenzen (ausführlicher hierzu vgl. Schneewind, 2010, S. 325ff.):

1. *„Stärken" stärken.* Gemeint ist damit, dass im therapeutischen Gespräch seitens des Therapeuten positive Aspekte, die ihm aufgefallen sind, ausdrücklich erwähnt werden. Dies ist zumal dann wichtig, wenn etwa eine Familie vornehmlich negative Aspekte ihrer Beziehung thematisiert, dann aber dem Therapeuten im Kontext eines Familiengesprächs zum Beispiel das fürsorgliche Verhalten der Eltern im Kontakt mit ihren Kindern aufgefallen ist und dies zur Sprache bringt (z. B. „Ich habe gerade gesehen, wie Sie sich beide darum gekümmert haben, dass Ihr Sohn ein Taschentuch bekommt"). Redshaw (2007, S. 28) hat in diesem Zusammenhang auf folgende Metapher hingewiesen: „Den anderen dabei ertappen, wenn er etwas Positives tut." Zugleich hat er darauf aufmerksam gemacht, im therapeutischen Kontext Klienten beim „Säubern ihrer Brillengläser" zu unterstützen, was eine Voraussetzung dafür ist, beim anderen tatsächlich etwas Positives entdecken zu können. Auf lange Sicht können auf diese Weise unbeachtete Stärken hervorgehoben und genutzt werden. Zugleich wird damit dem Aspekt einer *Ressourcenorientierung* im therapeutischen Gespräch eine dominante Rolle eingeräumt.

2. *Umdeuten und „Verstören".* Bei dem im Englischen als *Reframing* bezeichneten Aspekt des Umdeutens geht es zentral darum, das Positive im mutmaßlich Negativen zu sehen und auch zur Sprache zu bringen. Neumann (2015, S. 159) erwähnt in diesem Zusammenhang als Beispiel ein „Paar mit permanenten Streitigkeiten". Der Therapeut kann in einem derartigen Fall „von ‚Lebendigkeit' in der Beziehung sprechen und sich davon beeindruckt zeigen, wie durch dieses Verhalten eine optimale Distanz zwischen den Partnern entsteht." Dies unter der Prämisse, dass „jedes Verhalten ... eine sinnvolle Bedeutung für das Gesamtsystem" hat. Darüber hinaus stellt Neumann fest: „Ein therapeutisches Reframing muss einen wichtigen Unterschied zur bisherigen Realitätssicht herstellen. Es soll Zweifel an dem wachrufen, was jemand in ‚Wirklichkeit' tut, also eine Verstörung der bisherigen Sicht bewirken. Dabei kann schließlich auch bei festgefahrenen Konflikten und rigiden Haltungen ein Veränderungsprozess in Gang kommen" (vgl. hierzu auch von Schlippe & Schweitzer, 2016, S. 208f.).

Bezüglich des Konzepts der *Verstörung* ist im familientherapeutischen Kontext gemeint:

> ... dass beeinträchtigende Denk- und Verhaltensmuster „gestört" werden, indem sie durch neue Anregungen zur Gestaltung einer für die Beteiligten zufriedenstellenderen Beziehung beitragen. Es geht dabei vor allem darum, gewohnte Muster des Umgangs zu

> unterbrechen. [...] Wenn etwa in der Beratung eine Mutter gebeten wird, ihrem Kind das Stottern „beizubringen“, da der Berater unbedingt das „Vollbild“ sehen müsse, ehe er einen Vorschlag für die Behandlung machen könne, werden die gewohnten Abläufe in der Familie auf den Kopf gestellt. Statt ständig das Kind zu ermahnen, sich doch zu konzentrieren, langsamer und ohne Stottern zu reden, wird nun ein neues Muster nötig, in dem eine Chance steckt, dass sich die Interaktionen um ein Problem herum völlig verändern. (Systemische Gesellschaft. Systemische Methoden, n. d.)

3. *Geschichten erzählen.* Eine Ressource, auf die Therapeuten zurückgreifen können, besteht darin, die von den Klienten mitgeteilten „Störungen“ in einem anderen Licht erscheinen zu lassen, womit gemeint ist, dass sie in einen anderen Kontext gestellt werden. Hierzu eignen sich Geschichten als Metapher für die erfolgreiche Bewältigung von Problemen, die von Klienten vorgebracht wurden. Hanswille äußert sich hierzu im Internet wie folgt: „Das Erzählen von Geschichten und Metaphern ermöglicht es von der direkten, oft vielleicht schwierigen, ernsten Situation, sich ein wenig zu entfernen und wie aus der Distanz heraus eine Sichtweise für die eigene Situation und die Familiensituation zu gewinnen. Geschichten und Metaphern ermöglichen es den Klientenfamilien, eine neue Sichtweise einzunehmen oder einmal über ganz andere Lösungen nachzudenken.“

Eine derartige Hinführung zu einer neuen Sichtweise kann von Seiten des Therapeuten etwa im Falle einer Familie mit einem anorektischen Mädchen mit den Worten beginnen: „Ich hatte da mal eine Familie mit einem ähnlichen Anliegen wie Sie ...“ und dann von einer Familie mit einem magersüchtigen Mädchen berichten, „bei der er ‚probeweise‘ die Magersucht des Mädchens als deren ‚Opferrolle‘ interpretiert habe, die dazu dienen sollte, die Familie zusammenzuhalten. Es habe sich dann gezeigt, dass die Eltern große Probleme miteinander hatten und auch schon eine Trennung ins Auge gefasst hatten. Dies habe dazu geführt, dass er über einige Zeit mit den Eltern an ihrer Paarbeziehung gearbeitet habe, was sich letztlich positiv auf die Behandlung der anorektischen Symptomatik der Tochter ausgewirkt habe. Je nachdem, wie die aktuelle Familie die erzählte Geschichte aufnimmt, kann der Therapeut dann seine weitere Arbeit darauf abstimmen“ (vgl. Schneewind, 2010, S. 327).

4. *Zirkuläre Fragen.* Zirkuläre Fragen sind ein zentraler Bestandteil systemischer Therapien im Allgemeinen und familiensystemischer Therapien im Besonderen – dies vor allem vor dem theoretischen Hintergrund der erwähnten Kybernetik zweiter Ordnung als dem handlungsleitenden Prinzip der Begleitung und Intervention im Kontext von therapeutischen Prozessen (vgl. hierzu u. a. von Schlippe & Schweitzer, 2017, S. 60 ff.; Schwing & Fryszer, 2017, S. 209 ff.; Simon et al. 2004, S. 355 f.). Schwing & Fryszer (2017, S. 212) verweisen in diesem Zusammenhang auf die Arbeit mit einer Familie, deren Sohn Paul als „faul“ bezeichnet wird. Dabei

werden unterschiedliche Fragestellungen verwendet, die einerseits „das Problem dekontextualisieren“ und andererseits „das Problem kontextualisieren“.

Im Fall Paul wäre eine *dekontextualisierende* Frage des Therapeuten an die Eltern etwa die folgende: „Kann Paul sich längere Zeit auf eine Sache konzentrieren? Wie lange kann er das?“. Eine *kontextualisierende* Frage an die Eltern wäre zum Beispiel: „Wurde mit Paul ein Intelligenztest wegen seiner schulischen Probleme gemacht?“. *Kontextualisierende* Fragen an Paul könnten sich auf das Umfeld der Schule beziehen und etwa lauten: „Paul, wer in der Familie regt sich am meisten auf, wenn Du eine Rüge in der Schule bekommst, weil Du Deine Hausaufgaben nicht gemacht hast? Wer am wenigsten?“. Dies im Gegensatz zu einer *dekontextualisierenden* Frage an Paul: „Angenommen, Du könntest wählen, was Dir am meisten Freude macht, was würde das dann sein?“.

Ein weiteres Beispiel zu linearen Fragen im Sinne von Tomm (2009) im Gegensatz zu den ebenfalls von Tomm erwähnten zirkulären Fragen hat Neumann (2015, S. 47f.) im Erstgespräch einer Familientherapie mit Bezug auf eine Familie mit einem depressiven Vater dargestellt und wurde weiter oben bereits erwähnt.

Zusammenfassend sei festgehalten: die Effekte von linearen Fragen bestehen darin, dass sie mit einer investigatorischen Absicht vorgetragen werden, die eine problemstabilisierende Wirkung hervorruft. Hingegen verbinden sich zirkuläre Fragen mit einer exploratorischen Absicht, die wegen ihres *problemverflüssigenden* Charakters eher dazu beitragen, dass die Klienten sie als befreiend erleben.

5. *Die Wunderfrage*. Im Rahmen von lösungsorientieren Interventionen im Kontext der systemischen Familientherapie geht es darum, aus Sicht der Klienten mutmaßlich verhärtete oder scheinbar unbeeinflussbare Problemsituationen aufzulösen. Hierzu eignet sich die auch bei von Schlippe und Schweitzer (2016, S. 267) erwähnte „Wunderfrage“ im Sinne einer „lösungsorientierten Therapie.“.

Eine Instruktion zur Wunderfrage kann etwa wie folgt lauten: „Stellen Sie sich vor, Sie kommen heute nach Hause, gehen irgendwann ins Bett, schlafen schließlich ein. Und während Sie schlafen, passiert ein Wunder, eine gute ‚Fee‘ erscheint, und alle Probleme, die Sie hierher geführt haben, sind gelöst. Und weil Sie geschlafen haben, wissen Sie nicht, dass das Wunder geschehen ist. Wie würden Sie das am nächsten Tag merken? Was wäre anders als sonst?“ (Häussermann-Schuler, 2011).

Auch wenn die Wunderfrage häufig im einzeltherapeutischen Kontext Anwendung findet, kann sie durchaus auch in der Arbeit mit Paaren oder Familien eingesetzt werden. Auf jeden Fall ist die Wunderfrage eine hilfreiche Intervention um potenzielle Zielvorstellungen für die Bewältigung von Problemen zu erkunden.

6. *Genogrammarbeit*. Die Erstellung von Genogrammen und die Diskussion darüber bietet im professionellen Kontext die Möglichkeit, aus der Sicht des jeweili-

gen Klienten eine am gesamten Familiensystem orientierte Diagnose von familialen Beziehungsthemen und -problemen zu erfassen. Darüber hinaus eröffnen sich – gegebenenfalls auch im Vergleich mit den Genogrammen weiterer Familienmitglieder – wichtige Ansatzpunkte für Veränderungsimpulse in Familiensystemen. Hildenbrand (2015, S. 7) hat die „Genogrammarbeit als unentbehrliche und zeitsparende Tätigkeit" im Kontext familientherapeutischen Arbeit bezeichnet.

Dabei geht es in der Praxis nicht nur darum, zum Beispiel in einer drei Generationen umfassenden Perspektive die Großeltern-, Paar- und Eltern-Kind-*Beziehungen* grafisch darzustellen, sondern auch darum, auf eine übersichtliche Weise deren *Beziehungsformen* zu erfassen. Genogramme werden dann mit Symbolen für die Kennzeichnung von Personen und deren Beziehungen in einem mehrgenerationalen Kontext versehen. In der Abbildung 42 werden die Symbole dargestellt, mit denen die Beziehungen zwischen einzelnen Personen im Familiensystem veranschaulicht werden, die für die einzelnen Personen im Familiensystem und deren *Beziehungen* Verwendung finden. Die darauffolgende Abbildung 43 kennzeichnet die Symbole für die *Qualität der Beziehungen* zwischen den Personen (vgl. auch Schwing & Fryszer, 2017, Kap. 3).

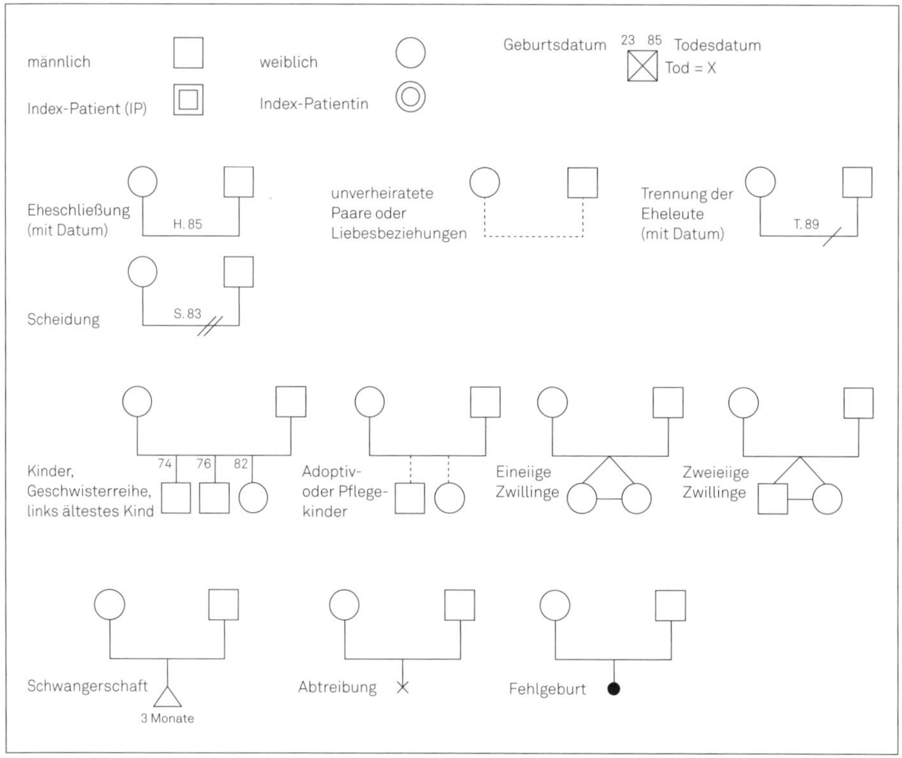

Abbildung 42: Symbole für Genogrammarbeit (nach McGoldrick, Gerson & Petry, 2016)

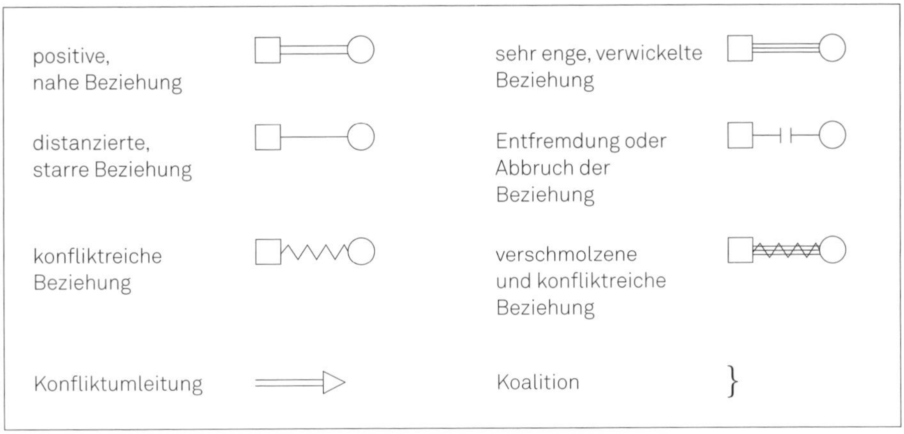

positive, nahe Beziehung	sehr enge, verwickelte Beziehung
distanzierte, starre Beziehung	Entfremdung oder Abbruch der Beziehung
konfliktreiche Beziehung	verschmolzene und konfliktreiche Beziehung
Konfliktumleitung	Koalition

Abbildung 43: Symbole für Beziehungen (nach Nerin, 1989, und McGoldrick, Gerson & Petry, 2016)

Die Abbildung 44 zeigt als Übungsbeispiel das Genogramm einer Person in einem drei Generationen umfassenden Beziehungssystem.

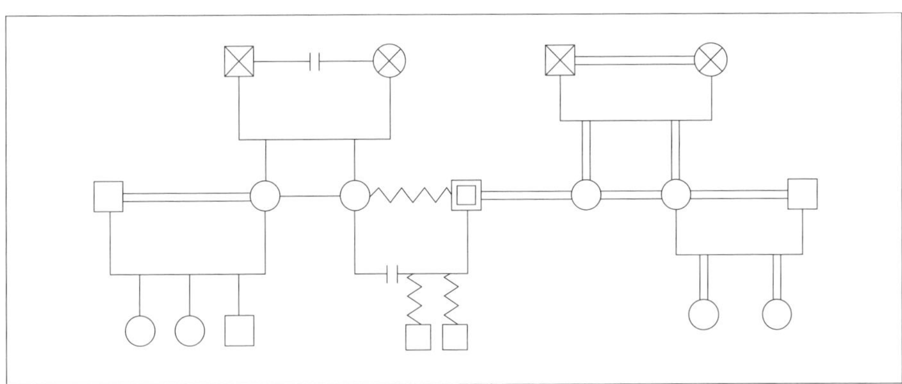

Abbildung 44: Beispiel-Genogramm

7. *Familienskulpturen.* Neben der Arbeit mit Genogrammen als einer Methode zur bildhaft-metaphorischen Darstellung von Familienbeziehungen im Kontext systemischer Familientherapie hat unter der Bezeichnung *Familienskulptur* ein weiteres Verfahren Eingang in die familientherapeutische Praxis gefunden. Jenseits der in einem wohlverstandenen familiensystemischen Vorgehen praktizierten Skulpturarbeit stammt von Hellinger (2015) und einigen seiner Eleven eine höchst umstrittene Methode, auf die hier nicht weiter eingegangen werden soll (vgl. hierzu den im Internet abrufbaren aufschlussreichen Beitrag von Buchholz (2003) mit dem Titel „Da sitzt das kalte Herz!", in dem neben den sonderbaren

Interventionen und Interpretationen Hellingers auch kritische Stimmen zu Wort kommen).

Von Seiten der systemtheoretisch ausgerichteten Autoren Weber et al. (2013) wird ausdrücklich eine wissenschaftliche Evaluierung und Überprüfung der Langzeitfolgen von Familienskulpturen à la Hellinger vermisst. Buchholz (2003, S. 5) verwies dabei auf das Kopfschütteln der „Hellingerianer", die der Meinung sind: „Alle Versuche, die Methode zu verwissenschaftlichen, nähmen ihr die Kraft." Darüber hinaus könne „Empirische Wissenschaft ... das Geheimnis wissender Felder ohnehin nicht erfassen". Was auch immer unter dem „Geheimnis wissender Felder" gemeint ist, bleibt jedoch im Dunklen (vgl. auch die Hellinger gewidmete Glosse von Schneewind, 1998).

Jenseits der „Familienaufstellung" Hellinger'scher Provenienz existiert allerdings auch eine Reihe von seriösen Skulpturtechniken, die sich an am Grundgedanken der Kybernetik zweiter Ordnung orientieren. Jahrzehnte zurück hat bereits Constantine (1978) eine Klassifikation von Skulpturtechniken vorgestellt, die folgende Aspekte umfasst:

- *Einfache Verräumlichungen*, z. B. lineare Skulptur (etwa Entwicklung einer Paarbeziehung entlang eines Seils), polare Skulptur (z. B. Veranschaulichung der Distanz zwischen zwei Personen)
- *Grenzenskulptur*, z. B. Klärung individueller Grenzen gegenüber anderen Personen; Abgrenzung eines Beziehungssystems gegenüber anderen Personen oder Beziehungssystemen
- *Systemskulptur*, z. B. voll entwickelte System-Skulptur mit den Merkmalen (a) physikalischen Raum erkunden, (b) Gefühl für metaphorischen Beziehungsraum herstellen, (c) Grenzen des Beziehungsraums definieren, (d) Skulptur mit Personen füllen, (e) Beitrag jeder Person für das Beziehungssystem herausarbeiten, (f) Ritualisierung der Skulptursequenz herstellen, (g) Erfahrungen der Personen in der Skulptur erfragen
- *Spezielle Typen der Skulptur und Veräumlichung*, z. B. Entwicklungsskulptur über bestimmte Zeiträume, Lebenslinie, Lebensraum, Skulptur als Feedback

Weitere Informationen zur Nutzung von Skulpturen im Kontext systemischer Familientherapie, finden sich bei Wienands (2002) vor allem mit Bezug auf deren frühe Anwendung durch Satir oder dem Ehepaar Duhl in Palo Alto.

Eine Fallstudie zu einer systemischen Familienskulptur aus der eigenen Praxis, die sich auf eine Familie mit einem suizidalen Jugendlichen bezieht, ist im Kasten dargestellt.

Familienskulptur eines suizidalen Jugendlichen

Die als Beratung bezeichnete Familientherapie bezog sich auf eine fünfköpfige Familie, bestehend aus dem beruflich sehr erfolgreichen Vater, der nicht berufstätigen Mutter, dem 17-jährigen Sohn, dessen Suizidgedanken Anlass für die Beratung waren, der unauffällig-ruhigen 13-jährigen Tochter und dem 8-jährigen jüngeren Sohn, der sich als „Spaßmacher" der Familie präsentierte. In der Skulptur, die der „identifizierte" Patient stellte, standen alle Familienmitglieder – einschließlich ihm selbst – in enger Berührung ganz nah beieinander. Während alle übrigen Familienmitglieder angaben, sich in ihrer Rolle wohl zu fühlen, äußerte der 17-jährige, dass er „keine Luft" bekomme und „Angst vor dem Ersticken" hätte, worüber sich seine Eltern und Geschwister sehr erschrocken zeigten.

In seiner Wunschskulptur wurde deutlich, dass der Jugendliche sich eine größere Distanz zwischen den Familienmitgliedern vorstellte und zugleich für sich selbst den Blick unter Einbeziehung seiner Eltern und Geschwister nach außen richtete.

In den folgenden Sitzungen wurden die Implikationen der Skulpturarbeit des ältesten Sohnes für die gesamte Familie im Einzelnen besprochen und dabei eine Reihe von Möglichkeiten diskutiert, was der 17-Jährige tun könne, um seine Wünsche und Zukunftspläne zu erfüllen, ohne dabei seine Familie „aus dem Blick zu verlieren". In der Diskussion war u. a. auch ein Auslandsaufenthalt.

Nach fünf Sitzungen konnte die Beratung beendet werden, da sich bei dem Jugendlichen keine suizidalen Vorstellungen mehr ergeben hatten und sich für ihn die Möglichkeit konkretisierte, ein Schuljahr im Ausland zu verbringen.

Sechs Monate später erhielt ich von dem jungen Mann eine Postkarte aus einer kleinen Stadt im mittleren Westen der USA, auf der er mitteilte, dass er dort zur Schule gehe, dass er sich wohl fühle und dass er sich für die Beratung bedanke – vor allem für die Skulptur, die für ihn ein „eye opener" gewesen sei (Schneewind, 2010, S. 333).

Das Ergebnis dieser Skulpturarbeit spricht für sich. Dabei bestand ein wesentlicher Punkt für den suizidgefährdeten Jugendlichen darin, dass sich die Diskrepanz zwischen seiner aktuell realen Familienskulptur und seiner familienbezogenen Wunschskulptur innerhalb kurzer Zeit als der zentrale Auslöser für eine eigenständige Problemlösung durch die Familie herausstellte.

8. *Reflektierendes Team*. Diese therapeutische Methode entstand aus einem Versehen des norwegischen Familientherapeuten Andersen (2011), der die Technik des „Reflektierenden Teams“ von der Mailänder Schule der Familientherapie (vgl. Selvini-Palazzoli, Boscolo, Cecchin & Prata, 2011) übernommen hat. Dort wurde von Selvini-Palazzoli und ihren Mitarbeitern häufig von einem Verfahren Gebrauch gemacht, wonach ein hinter einem Einwegspiegel eines separaten Raums sitzendes Beraterteam gelegentlich mit dem im Therapieraum tätigen Therapeuten über eine Gegensprechanlage Kontakt aufnimmt und ihm nach Ansicht des Beraterteams erforderliche Interventionen mitteilt.

In einem Fall blieb die Tonleitung aus dem Raum des Beraterteams offen, sodass auch die im Therapieraum behandelte Familie mithören konnte, was eigentlich nur für den Therapeuten gedacht war. Völlig unerwartet stellte sich jedoch heraus, dass die Familie keineswegs verärgert reagierte, sondern im Gegenteil zu einer vertieften Auseinandersetzung mit ihrem Problem bereit war.

Konsequenterweise hat von Schlippe (2009) diesen Gedanken weitergeführt, indem er in einem familientherapeutischen Prozess dem Paar bzw. der Familie anbietet, selbst eine reflektierende Position einzunehmen (von Schlippe nennt dies „Blick vom Adlerhorst“), wodurch die Klienten gewissermaßen zum reflektierenden Team ihrer selbst werden. Auf diese Weise werden im Sinne eines konstruktivistischen Ansatzes von Familientherapie die unterschiedlichen subjektiven Wirklichkeiten der einzelnen Familienmitglieder in besonderer Weise respektiert und zugleich die Therapiemotivation gestärkt.

Im Folgenden soll nun abschließend auf der Basis einschlägiger Daten zur Frage der Wirksamkeit der systemischen Familientherapie Stellung bezogen werden.

4.4 Wirksamkeit systemischer Familientherapie

Überblick

Der systemischen Familientherapie liegt eine vielfältige, facettenreiche und kreative Variante von Psychotherapie zugrunde. Im Folgenden sollen zum einen Forschungsansätze und -ergebnisse zur Überprüfung der Wirksamkeit systemischer Therapie im Allgemeinen und systemischer Familientherapie im Besonderen dargestellt werden. Zum anderen soll deren Relevanz für die Praxis systemischer Therapie/Familientherapie kurz diskutiert werden.

4.4.1 Studien zur Wirksamkeit systemischer Therapie/ Familientherapie

Obwohl in Deutschland aktuell aufgrund der Bemühungen der Fachverbände DGST (Deutsche Gesellschaft für systemische Therapie) und SG (Systemische Gesellschaft) – u.a. auch mit Bezug auf die Familientherapie – zwar eine *wissenschaftliche* Akzeptanz gegeben ist, trifft dies (noch) nicht für eine *Kassenzulassung* systemischer Familientherapie durch den Gemeinsamen Bundesausschuss (B-GA) zu. Vor diesem Hintergrund sollen im Folgenden einige zentrale Argumente zur Wirksamkeit familientherapeutisch orientierter systemischer Interventionen vorgestellt werden. Dabei soll nicht nur auf entsprechende Befunde im deutschsprachigen Raum, sondern auch auf den internationalen Kontext eingegangen werden.

Mit Bezug auf die erste europäische Tagung mit dem Titel „Systemische Praxis mit systemischer Forschung verknüpfen“, die 2014 in Heidelberg stattfand, wurde festgestellt: „Systemische Therapie und Familientherapie sind wirksame, evidenzbasierte Verfahren, die eine bedeutsamen Beitrag für die psychische Gesundheit der Bevölkerung leisten“ (Sonnenmoser, 2014, S. 217).

Was unter „wirksamen“ systemischen Interventionen allerdings zu verstehen ist und welche Vorgehensweisen hierzu herangezogen werden, hängt von den grundlegenden wissenschaftsbezogenen Überzeugungen der jeweiligen Akteure in diesem Forschungsfeld ab. Dies haben z.B. Schweitzer und Ochs (2012, S. 25ff.) im Hinblick auf ihr „eigenes Konzept systemischer Forschung“ dargestellt. Sie erwähnen dabei ihre grundsätzlichen Überzeugungen zu den Themen, die „sozialsystemische“, „sozialkonstruktionistische“, „ideologiekritische“ und „lösungsorientierte“ Forschungsschwerpunkte enthalten.

Generell gilt für evidenzbasierte Verfahren im Bereich der Psychotherapie Ähnliches wie für die Verfahren therapeutischer Interventionen in der Medizin. Mit anderen Worten: In Analogie zur Evidenz Basierten Medizin (EBM) kann es auch eine Evidenz Basierte Psychotherapie (EBP) geben. Dies bedeutet, dass zur Evidenz Basierten Psychotherapie vor dem Hintergrund unterschiedlicher systemischer Theorien (vgl. Sexton & Stanton, 2016) auch die systemische Familientherapie in all ihren Facetten gehört.

Dabei lassen sich – wie im Kasten dargestellt – bezüglich einer forschungsbasierten Evidenz familiensystemisch orientierter therapeutischer Interventionen mehrere Zugangswege unterscheiden, die im Kontext unterschiedlicher Vorgehensweisen zur Erfassung der Wirksamkeit von Behandlungen eingestuft werden.

Evidenzgrade – Stufen der Wirksamkeitsforschung im Kontext psychotherapeutischer Interventionen (in Anlehnung an Martin et al., 2013, S. 15)

I: Es gibt mehrere randomisierte, kontrollierte Studien, die die Wirksamkeit der Therapie belegen.
II: Es gibt mindestens eine randomisierte, kontrollierte Studie.
III: Es gibt mindestens eine kontrollierte Studie (ohne Randomisierung).
IV: Es gibt mindestens eine quasi-experimentelle Studie.
V: Es gibt nichtexperimentelle, beschreibende (= deskriptive) Studien, z. B. Vergleichsstudien.
VI: Es gibt anerkannte Autoritäten auf dem Gebiet der Psychotherapie, welche die Therapie aufgrund von klinischer Erfahrung als wirksam erachten.

Häufig wird der unter dem Evidenzgrad I beschriebene Ansatz zur Wirksamkeit von therapeutischen Maßnahmen als „Goldstandard" der Therapieforschung bezeichnet, was von Leichsenring und Rüger (2004, S. 204) mit einem Fragezeichen versehen wurde. Sie verweisen darauf, dass „randomisierte kontrollierte Studien (im Englischen sogenannte „Randomized Controlled Trials", RCTs) unter standardisierten Labor-Bedingungen" durchgeführt werden. Hingegen finden „naturalistische Studien unter den Bedingungen der psychotherapeutischen Praxis im Feld" statt. Damit beziehen sich RCTs und naturalistische Studien auf unterschiedliche Fragestellungen, d. h. zum einen auf Studien unter Laborbedingungen und zum anderen auf Studien unter Bedingungen im Lebensfeld der Klienten.

Das *R* (d. h. Randomisierung) in einer RCT-Studie bedeutet, dass die Zuteilung der Patienten zu wenigstens zwei Behandlungsgruppen nach dem Zufallsprinzip erfolgt. Dies ist z. B. der Fall, wenn Paare, die unter destruktiven Mustern der Konfliktbewältigung in ihrer Beziehung leiden, nach dem Zufall einer verhaltenstherapeutischen oder einer systemischen Paar- bzw. Familientherapie zugeteilt werden. Nach Abschluss der jeweiligen therapeutischen Interventionen der beiden Behandlungsgruppen findet eine Überprüfung der Effektivität, d. h. die Kontrolle der beiden paartherapeutischen Ausrichtungen anhand entsprechender diagnostischer Verfahren, statt.

Dabei kann es insbesondere im medizinischen Kontext zur Vermeidung von systematischen Fehlern neben der Randomisierung auch zu einer einfachen oder doppelten Verblindung kommen. Gemeint ist damit, dass im Falle der doppelten Verblindung sowohl die Klienten als auch die Therapeuten nicht wissen, zu welcher Behandlung die Klienten etwa im Hinblick auf die Wirkung eines bestimmten Medikaments randomisiert wurden. Hingegen sind bei der einfachen

Verblindung lediglich entweder die Klienten oder die Therapeuten hinsichtlich der Intention des Therapiegeschehens verblindet. In beiden Fällen geht es darum, mögliche systematische Fehler zu verringern, die mit Erwartungshaltungen an den Therapieeffekt verbunden sind.

Dass eine Verblindung im psychotherapeutischen und auch im medizinischen Kontext wenig Sinn macht, hat Dittrich (2017, S. 439) mit folgenden Worten erläutert: „Ebenso wenig wie ein chirurgisches Verfahren getestet werden kann, wenn der Chirurg nicht weiß, was er tut, kann man einen Psychotherapeuten bei der Arbeit verblinden. Damit ist der Goldstandard der Arzneimittelforschung für psychotherapeutische Forschung nicht erreichbar."

Dennoch werden RCT-Studien – wie oben bereits erwähnt – auch im Kontext der systemischen Therapie/Familientherapie als wichtige Voraussetzung für eine wissenschaftliche Untermauerung und letztlich auch kassenärztliche Anerkennung dieses psychotherapeutischen Ansatzes ins Feld geführt.

Auf der Basis von I-Studien (vgl. Kasten), d. h. mehreren randomisiert kontrollierten Studien, lassen sich auch Metaanalysen erstellen. Diese bestehen darin, dass im Falle systemischer Therapien ein Vergleich zwischen der durchschnittlichen Effektstärke der RCT-Studien und unbehandelter Gruppen bzw. Gruppen mit alternativer Behandlung erfolgt (z. B. einer verhaltenstherapeutischen oder psychoanalytischen Behandlung). Dabei ist auf die Strukturgleichheit der zu vergleichenden Gruppen, z. B. bezüglich des Alters oder der sozialen Schichtzugehörigkeit, zu achten, da auf diese Weise die Einflüsse konfundierender Effekte kontrolliert werden können, die nicht auf den Einfluss der therapeutischen Intervention zurückzuführen sind.

Bereits im vorigen Jahrzehnt waren Seiffge-Krenke et al. (2007) der Frage nachgegangen, welche Qualitätsunterschiede in der Wirksamkeitsforschung zwischen eher integrativ und eher klassisch orientierten Modellen systemischer Familientherapie bestehen. Dabei stellte sich die Frage, ob diese Unterschiede mit der Art der untersuchten Therapiemodelle, dem Zeitpunkt der Erforschung und dem Herkunftsland der Studien zusammenhängen, was im Übrigen deutlich macht, dass es mehrere Varianten von systemischer Familientherapie gibt. Die Ergebnisse zeigen, dass systemisch-integrative Familientherapie in einigen wichtigen Kriterien der klassisch systemischen Familientherapie in der methodischen Qualität der Studien überlegen ist (z. B. Vorhandensein einer Kontrollgruppe, randomisiertes Studiendesign, Erhebung klinisch relevanter Effekte).

Einen wichtigen Beitrag zur „Wirksamkeit der Systemischen Therapie/Familientherapie" (so der Buchtitel) haben von Sydow, Beher, Retzlaff und Schweitzer (2007) beigesteuert, der sich auf Erwachsene sowie auf Kinder und Jugendliche als Indexpatienten bezieht (vgl. Tab. 8 und Tab. 9). Dabei handelt es sich insbesondere im Hinblick auf die Kinder- und Jugendlichenpsychotherapie um eine im engeren Sinne Systemische Familientherapie unter Beteiligung relevanter Personen des Familiensystems.

Tabelle 8: Anzahl und Erfolg systemischer bzw. familiensystemischer RCT-Studien im Kontext der Erwachsenenpsychotherapie (Publikationsbasis 2007; nach von Sydow, Beher, Retzlaff & Schweitzer, 2007, S. 95)

Erwachsenenpsychotherapie		Anzahl RCT	Erfolgreiche RCT
1.	Gemischte Störungen	1	1
2.	Affektive Störungen	6	4
3.	Angststörungen	1	1
4.	Belastungsstörungen	1	1
5.	Dissoziative, Konversions-, Somatoforme Störungen	1	1
6.	Essstörungen	3	3
7.	Psychische und soziale Faktoren bei somatischen Krankheiten	5	5
8.	Persönlichkeits- und Verhaltensstörungen	1	1
9.	Substanzstörungen	10	7
10.	Schizophrenie und wahnhafte Störungen	5	4
	Summe	33	27

Anmerkung: RCT = randomisierte kontrollierte Studie (engl.: randomized controlled trial).

Angesichts der in Tabelle 8 für erwachsene Indexpatienten wiedergegebenen Daten zeigt sich, dass über ein Spektrum von insgesamt zehn psychisch relevanten Störungsformen 33 RCT-Studien vorliegen, von denen 27 Studien als erfolgreich eingestuft worden sind, was einer Erfolgsrate von knapp 82% entspricht. Dabei fallen bei einer größeren Anzahl von Studien mit erfolgreichem Abschluss insbesondere somatische Krankheiten, Essstörungen und Schizophrenie und wahnhafte Störungen mit einer Erfolgsquote von 92% auf. In ähnlicher Weise wurden auch die Befunde zu systemisch bzw. familiensystemisch orientierten RCT-Studien im Kontext der Kinder- und Jugendlichenpsychotherapie zusammengefasst, die in Tabelle 9 wiedergegeben sind.

Tabelle 9: Anzahl und Erfolg systemischer bzw. familiensystemischer RCT-Studien im Kontext der Kinder- und Jugendlichenpsychotherapie (Publikationsbasis 2007; nach von Sydow, Beher, Retzlaff & Schweitzer, 2007, S. 118)

Kinder- und Jugendlichentherapie		Anzahl RCT	Erfolgreiche RCT
1.	Gemischte Störungen	2	1
2.	Affektive Störungen, Belastungsstörungen	4	3
3.	Angststörungen	1	0
4.	Dissoziative, Konversions-, somatoforme und andere neurotische Störungen	–	–
5.	Essstörungen und andere Verhaltensauffälligkeiten mit körperlichen Störungen, psychische/soziale Faktoren bei somatischen Krankheiten	12	11
6.	Verhaltensstörungen mit Beginn in Kindheit und Jugend (Hyperkinetisch, Sozialverhalten)	18	16
7.	Autistische Störungen	–	–
8.	Persönlichkeits- und andere Störungen, Substanzstörungen, Schizophrenie und andere Störungen	12	12
9.	Intelligenzminderung, hirnorganische und Entwicklungsstörungen	–	–
10.	Körperliche Misshandlung oder Vernachlässigung von Kindern	1	1
	Summe	50	44

Für den Bereich der Kinder- und Jugendlichenpsychotherapie wurden ebenfalls zehn Störungsformen zugrunde gelegt, wobei jedoch lediglich für sieben Störungsformen verwertbare RCT-Studien zur Verfügung standen. Dennoch basieren diese Daten auf 50 RCT-Studien, von denen 44 als erfolgreich klassifiziert wurden, was einem Prozentsatz von 88 % entspricht. Den größten Anteil verbuchen dabei die unter den Kategorisierungsziffern 5, 6 und 8 aufgeführten Störungsformen, die allein 42 der 50 RCT-Studien repräsentieren und in 39 Studien als erfolgreich eingeschätzt wurden, was einem Erfolgsfaktor von knapp 93 % entspricht.

Acht Jahre später hat von Sydow (2015) erneut systemische und im Kontext der Kinder- und Jugendlichenpsychotherapie vornehmlich familiensystemisch orientierte RCT-Studien zur Überprüfung der Wirksamkeit der Behandlung spezifischer Störungsformen publiziert. Diese beziehen sich wiederum sowohl auf die Erwachsenen- als auch auf die Kinder- und Jugendlichenpsychotherapie (vgl. Tab. 10 und Tab. 11). Entsprechende Publikationen sind auch für den englischen Sprachraum erschienen (u.a. von Sydow et al., 2010; von Sydow, Retzlaff, Beher, Haun & Schweitzer, 2013).

Tabelle 10: Anzahl und Erfolg systemischer bzw. familiensystemischer RCT-Studien im Kontext der Erwachsenenpsychotherapie (Publikationsbasis 2015; nach von Sydow, 2015, S. 116)

Erwachsenenpsychotherapie		Anzahl RCT	Erfolgreiche RCT
1.	Affektive Störungen	7	5
2.	Angststörungen	3	3
3.	Somatoforme Störungen	1	1
4.	Essstörungen	5	5
5.	Somatische Krankheiten	7	7
6.	Persönlichkeitsstörungen	2	1
7.	Substanzstörungen	10	8
8.	Schizophrenie/psychotische Störungen	8	8
	Summe	43	38

Im Kontext der Erwachsenenpsychotherapie zeigt sich, dass über alle Störungsformen hinweg 88% der RCTs erfolgreich waren. Für Angststörungen, somatische Krankheiten und Schizophrenie/psychotische Störungen liegt die Erfolgsquote bei 100%.

Mit Bezug auf die systemisch/familiensystemisch ausgerichtete Therapie für Kinder und Jugendliche ergab sich auf der Basis einer im Vergleich zur Erwachsenengruppe doppelt so großen Anzahl an RCT-Studien, die sich – abgesehen von einer Studie zu HIV-infizierten Jugendlichen (vgl. Letourneau et al., 2013) – allesamt auf eine Behandlung im Rahmen der Systemischen Familientherapie beziehen (vgl. Tab. 11).

Die Erfolgsquote der RCT-Studien für den Bereich der systemischen/familiensystemischen Psychotherapie für Kinder und Jugendliche belief sich wie die Erfolgsquote bei den erwachsenen Personen ebenfalls auf 88%. Für die besonders häufigen RTC-Studien, wie z.B. Essstörungen oder Störungen des Sozialverhaltens, erhöhten sich die erfolgreichen systemischen Therapien auf rund 90%.

Tabelle 11: Anzahl und Erfolg systemischer bzw. familiensystemischer RCT-Studien im Kontext der Kinder- und Jugendlichenpsychotherapie (Publikationsbasis 2015; nach von Sydow, 2015, S. 121)

Kinder- und Jugendlichentherapie		Anzahl RCT	Erfolgreiche RCT
1.	Gemischte Störungen	4	3
2.	Affektive Störungen, Suizidalität	6	5
3.	Angststörungen	2	1
4.	Essstörungen	12	11
5.	Somatische Krankheiten	12	11
6.	Autistische Krankheiten	1	1
7.	Störungen des Sozialverhaltens	24	22
8.	Substanzstörungen	20	17
9.	Hyperkinetische Störungen	3	3
10.	Körperliche Misshandlung/ Vernachlässigung	2	2
	Summe	86	76

Zu ähnlichen Befunden ist auch Carr (2014a) für systemische Interventionen bei Kind-fokussierten Problemen sowie Carr (2014b) bei Erwachsenen-fokussierten Problemen mit vornehmlichem Akzent auf angloamerikanische Studien gelangt. Zugleich hat Carr (2016), wiederum mit Bezug auf im Wesentlichen anglo-amerikanische Studien, Antworten auf vier Fragen gegeben, die sich (a) grundsätzlich auf die Wirkungsweise der systemischen Therapie, (b) die Varianten der systemischen Therapie für spezifische Probleme, (c) die Prozesse effektiver systemischer Therapie und (d) die Kosteneffektivität systemischer Therapie beziehen.

Die jüngste deutsche Studie zur Wirksamkeit der systemischen Therapie bezieht sich auf eine insgesamt 860 Seiten umfassende Veröffentlichung des Instituts für Qualität und Wirtschaftlichkeit im Gesundheitswesen (IQWiG, 2017) zum Thema „Systemische Therapie bei Erwachsenen als Psychotherapieverfahren“. Dabei wurden Vergleiche zwischen systemischer Therapie vs. (a) anderer Psychotherapie, (b) Beratung und Informationsvermittlung und (c) keiner Zusatzbehandlung durchgeführt. In Tabelle 12 wird neben der Anzahl der verwertbaren Daten die Anzahl der Vergleichsstudien zur „systemischen Therapie vs. andere Psychotherapie“ wiedergegeben.

Tabelle 12: Vergleich zwischen systemischer versus anderer Psychotherapieverfahren für unterschiedliche Störungsbereiche von Erwachsenen (nach IQWIG, 2017, S. 115)

Störungsbereich	Anzahl der Studien mit verwertbaren Daten	Anzahl der Studien zum Vergleich systemische vs. andere Psychotherapie (davon Richtlinientherapie)
Angst- und Zwangsstörungen	4	1 (1)
Demenz	1	0
Depressive Störungen	6	2 (2)
Essstörungen	3	3 (2)
Gemische Störungen	1	1 (1)
Körperliche Erkrankungen	9	1 (0)
Persönlichkeitsstörungen	1	1 (1)
Schizophrenie und affektive Störungen	5	0
Substanzkonsumstörungen	6	1 (1)
Summe	36	9

Außerdem wurde u.a. eine Nutzeneinschätzung systemischer Therapie im Vergleich zu „anderer Psychotherapie" und auch im Vergleich zur „Beratung und Informationsvermittlung" sowie zu „keiner Zusatzbehandlung" vorgenommen (vgl. IQWiG, 2017, S. 44). Dabei stellte sich heraus, dass sich – bezogen auf den Vergleich systemischer vs. anderer Psychotherapie – ein Anhaltspunkt für einen *geringeren* Nutzen der systemischen Therapie ergab, dies allerdings lediglich auf der Basis einer einzigen Studie. Anhaltspunkte für einen Nutzen systemischer Therapie vs. Psychotherapie ergaben sich (a) für „depressive Störungen" auf der Basis von zwei Studien, (b) „Essstörungen" bei Patientinnen für drei Studien, (c) „gemischte Störungen" bei Patientinnen für eine Studie, (d) „körperliche Erkrankungen" für eine Studie, wobei allerdings für neun Studien keine Zusatzbehandlung vorlag.

Insgesamt wird seitens des IQWiG die systemische Therapie von Erwachsenen nicht gerade günstig eingeschätzt. In einer entsprechenden Pressemitteilung des IQWiG heißt es, es seien insgesamt nur vier der in die Untersuchung einbezogenen Studien „so hochwertig konzipiert und berichtet, dass die Ergebnissicherheit der Studie nicht vermindert" worden ist und dass „in den von IQWiG ausgewerteten Studien zur Systemischen Therapie unerwünschte Ereignisse nicht abgebildet" wurden. Des Weiteren stellt der Leiter des Ressorts Nichtmedikamentöse

Verfahren im IQWiG fest: „Was wir hier sehen, scheint leider typisch zu sein für die psychotherapeutische Forschung. [...] Internationale Standards haben sich hier bedauerlicherweise noch immer nicht durchgesetzt." Und schließlich heißt es: „Wir können deshalb hier keine Aussagen treffen, und es ist auch nicht möglich, den festgestellten Nutzen gegen einen möglichen Schaden abzuschätzen" (vgl. IQWIG, 2017).

Abgesehen davon, dass sich die Kritik des IQWiG auch auf die Psychotherapieforschung ganz allgemein bezieht, zeigt eine Reihe ausführlicher englischsprachiger Darstellungen der evidenzbasierten Familientherapie und systemischen Praxis, dass dem nicht so ist (vgl. Retzlaff, von Sydow, Beher, Haun & Schweitzer, 2013; von Sydow et al., 2013; Stratton, 2016). Dort wird unter anderem auch auf Metaanalysen zur Effektivität von Metaanalysen (sog. Meta-Metaanalysen) eingegangen. Die Bedeutung von Metaanalysen für die Familientherapie und systemische Praxis soll im Folgenden dargestellt werden.

4.4.2 Metaanalysen im Rahmen von systemischer (Familien-)Therapie

Ein wesentlicher Gesichtspunkt zur Überprüfung der Wirksamkeit von RCT-Studien besteht darin, dass – wie bereits erwähnt – im Falle von mehreren Studien zur gleichen Thematik Metaanalysen durchgeführt werden können. Genauer gesagt, beziehen sich Metaanalysen darauf, dass zu den Ergebnissen der diversen Abstufungen der Wirksamkeitsforschung mindestens zwei unabhängige Studien zur gleichen Thematik vorliegen (vgl. die in Tab. 6 dargestellte „I Version" der Wirksamkeitsforschung).

Wenn dies der Fall ist, können für die Befunde von RCT-Studien die standardisierten Effektgrößen bestimmt werden, indem ein Vergleich zwischen den Effekten randomisierter Behandlungs- und Kontrollgruppen durchgeführt wird. Dies ist z. B. der Fall bei der Festlegung der Parameter, welche die Verteilung der einbezogenen Studien (d. h. Mittelwert von 0, Standardabweichung von ±1,0) darstellen (vgl. Abb. 45). Dabei werden nach Cohen (1988) Mittelwertsunterschiede ab d=.20 als klein, ab d=.50 als mittel und ab d=.80 als groß definiert. Bisweilen wird auch für d der Indikator g verwendet, wenn die unterschiedliche Stichprobengröße der in die Metaanalyse einbezogenen Studien berücksichtigt wird (vgl. Hedges, 1981).

Dabei ist darauf zu achten, dass Metaanalysen sich nur auf *publizierte* Studien beziehen sollten, da ansonsten ihre Ergebnisse sehr stark davon abhängen, inwieweit alle zur Fragestellung durchgeführten Studien auch tatsächlich veröffentlicht wurden. Dieses als Publikationsbias bezeichnete Phänomen sollte bei der kritischen Bewertung der Ergebnisse von Metaanalysen nicht außer Acht gelassen werden.

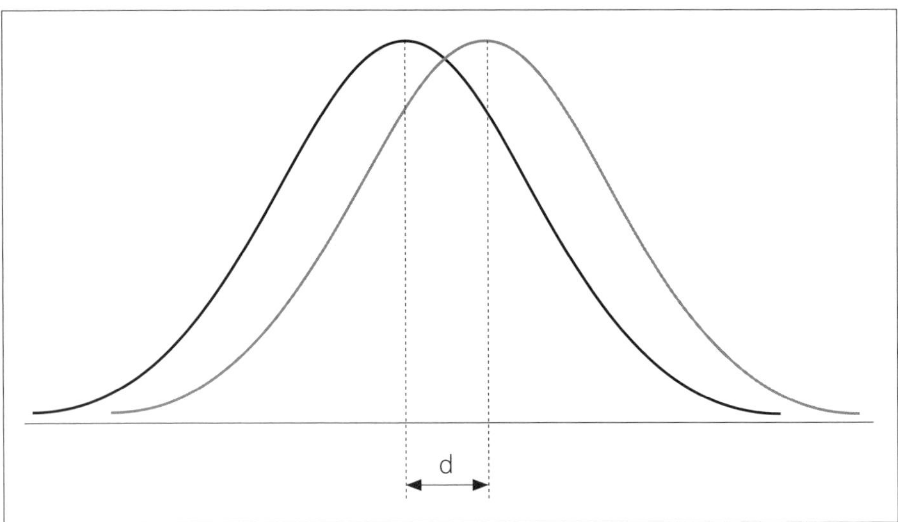

Abbildung 45: Bestimmung standardisierter Effektgrößen im Kontext von Metaanalysen (nach Cohen, 1988)

Wie bereits erwähnt, spricht man von einer Metaanalyse, wenn die Daten bzw. Ergebnisse mehrerer unabhängig voneinander durchgeführter RCT-Studien in einer zusammenfassenden statistischen Analyse bewertet werden. Für den Bereich des Kindes- und Jugendlichenalters haben Retzlaff et al. (2013) in ihrer Studie mit Bezug auf internalisierende und anderweitige Störungen (z. B. Angststörungen, Essstörungen) einen systematischen Überblick über 38 RCT-Studien gegeben, wobei sie – ohne im Einzelnen auf die Effektstärken einzugehen – zu dem Schluss kommen, dass es „eine solide Evidenzbasis für die Efficacy“ gibt. Mit *Efficacy-Studien* ist dabei gemeint, dass die Evidenzbasis von Studien unter Laborbedingungen untersucht wurde. Im Vergleich dazu werden Studien, die sich auf Befunde im Kontext von psychotherapeutischen Praxen beziehen, als *Effectiveness-Studien* bezeichnet (Genaueres hierzu im Abschnitt 4.3).

In ähnlicher Weise wie zu internalisierenden Störungen haben von Sydow et al. (2013) einen Überblick über die Systemische Therapie von Kindern und Jugendlichen mit externalisierenden Verhaltensauffälligkeiten (insbesondere bezogen auf das Aufmerksamkeitsdefizit-Hyperaktivitätssyndrom, ADHS, sowie auf Verhaltensstörungen und Substanzmissbrauch) auf der Basis internationaler publizierter Studien gegeben. Dabei stellte sich heraus, dass 42 von insgesamt 47 RCT-Studien erfolgreiche Veränderungen aufwiesen, die sich in Nachfolgeuntersuchungen über einen Zeitraum von bis zu 14 Jahren als stabil erwiesen haben (vgl. von Sydow et al., 2013, S. 576).

Für den Erwachsenenbereich haben Pinquart et al. (2016, S. 241) die Wirksamkeit von 37 RCT-Studien zur systemischen Therapie von psychiatrisch behandelten Störungen (u.a. Essstörungen, Stimmungsschwankungen, somatoforme Störungen, Schizophrenie) geprüft. Dabei zeigte sich, dass die systemische Therapie mit durchschnittlichen Effektstärken von g=.51 für kurzfristige und g=.55 für längerfristige Effekte zwar im mittleren Bereich lagen, dass sie sich jedoch im Vergleich zu alternativen therapeutischen Interventionen, deren Effektstärke im Schnitt bei g=.25 lagen, als deutlich überlegen herausstellten. Im Vergleich zu unbehandelten Kontrollgruppen ergaben sich zum Ende der Intervention insbesondere im Kontext von Zwangsstörungen (g=.71), Essstörungen (g=1.43) und Schizophrenie (g=.69) relativ hohe Effektstärken. Allerdings wurden – abgesehen von somatoformen Störungen (g=.98), d.h. körperlicher Beschwerden, die nicht bzw. nicht hinreichend auf organische Erkrankungen zurückzuführen sind, keine statistisch bedeutsamen Unterschiede zwischen der systemischen Therapie und anderen Therapieformen wie z.B. der Verhaltenstherapie oder Psychodynamischen Therapie gefunden (vgl. hierzu auch von Sydow, 2015, S. 117f.).

4.4.3 Zur Effektivität systemischer Therapie/Familientherapie jenseits des „Goldstandards"

Sind nun RCT-Studien und die auf ihnen beruhenden Metanalysen wirklich die Zugangsweisen, die den „Goldstandard" repräsentieren, um generell die Wirksamkeit psychotherapeutischer und damit auch systemisch orientierter familientherapeutischer Praxis nachzuweisen? Zu denen, die dies bezweifeln, gehören u.a. Leichsenring und Rüger (2004). Sie stellen fest, dass die Durchführung von RCT-Studien unter „standardisierten Laborbedingungen" erfolgt, während „naturalistische Studien unter den Bedingungen der psychotherapeutischen Praxis im Feld" stattfinden und sich somit auf „unterschiedliche Fragestellungen (Labor vs. Feld)" beziehen (Leichsenring & Rüger, 2004, S. 204).

Worin diese Unterschiede bestehen, ist Tabelle 13 zu entnehmen, wobei die Evidenzgrade (Level I bis VI) zugrunde gelegt wurden. Nach eingehender Prüfung der Literatur werden neben den Kriterien und Evidenzgraden für Laborstudien (sog. *Efficacy-Studien*) entsprechende Kriterien und Evidenzstufen für naturalistische Studien (sog. *Effectiveness-Studien*) formuliert.

Genauer gesagt beschreiben – wie bereits erwähnt – Efficacy-Studien die Wirksamkeit einer Maßnahme unter Idealbedingungen, da sich Efficacy-Studien zwar durch hohe interne Validität auszeichnen, die Ergebnisse jedoch im Allgemeinen nur bedingt auf die psychotherapeutische Routineversorgung übertragbar sind. Hingegen beschreiben Effectiveness-Studien die Wirksamkeit einer Maßnahme im Kontext von psychotherapeutischen Aktivitäten wie sie sich im alltäglichen Behandlungskontext vollziehen. Einen von Leichsenring und Rüger (2004) zusammengestellten Überblick zu Differenzierung von Efficacy- und Effectiveness-Studien findet sich in Tabelle 13.

Tabelle 13: Evidenzgrade von Labor- versus Feld-Studien (Efficacy- versus Effectiveness-Studien; Leichsenring & Rüger, 2004, S. 210)

Evidenzgrad	Fragestellung 1: Wirksamkeit unter Labor-Bedingungen (efficacy studies)	Fragestellung 2: Wirksamkeit unter Feld-Bedingungen (effectiveness studies)
Level I	1. Prospektive randomisierte kontrollierte Studien (RCTs); 2. Vergleichsgruppen mit zufälliger Zuweisung, 3. blinde Ratings, klare Ein- und Ausschluss-Kriterien, aktuelle diagnostische Methoden, 4. angemessene Stichprobengröße für Teststärke; 5. klar beschriebene statistische Methoden.	1. Prospektive quasi-experimentelle naturalistische Studien; 2. nichtrandomisierte Vergleichsbedingung (Matching, Stratifizierung), 3. blinde Ratings, klare Ein- und Ausschluss-Kriterien, aktuelle diagnostische Methoden, 4. angemessene Stichprobengröße für Teststärke; 5. klar beschriebene statistische Methoden, 6. Sicherung der internen Validität (z.B. zusätzliche Design-Elemente, Vorhersage komplexer Ergebnis-Muster); 7. klinisch repräsentative und definierte Behandlungen; 8. Patienten mit definierten Krankheitsbildern.
Level II	Klinische Studien, bei denen einige Merkmale von Level 1-Studien fehlen (z.B. nicht doppel-blind oder keine Randomisierung)	Klinische Studien, bei denen beim Fehlen einer Vergleichsgruppe die wesentlichen Merkmale von Level 1-Studien gegeben sind
Level III	1. Offene Pilot-Studien oder 2. Case Control-Studien, bei denen die Behandlungsinformation retrospektiv erhoben wurde	Studien, bei denen die meisten Merkmale von Level I-Studien fehlen (z.B. keine Prä-Erhebung, keine Vergleichsgruppe, keine blinden Ratings)
Level IV	Reviews mit sekundären Daten-Analysen	Reviews mit sekundären Daten-Analysen
Level V	Reviews ohne sekundäre Daten-Analysen	Reviews ohne sekundäre Analysen
Level VI	Berichte wie Fallstudien, Aufsätze, Meinungsäußerungen	Berichte wie Fallstudien, Aufsätze, Meinungsäußerungen

In ihren Schlussfolgerungen resümieren Leichsenring und Rüger (2004, S. 203) den Vergleich unterschiedlicher Evidenzgrade von Labor- und Feldstudien u.a. wie folgt:

> Die Evidenz aus naturalistischen Studien ist nicht grundsätzlich von geringerer Qualität als die aus RCTs.
>
> - Die Wirkungsbelege aus RCTs können nicht unmittelbar auf die Wirkung in der psychotherapeutischen Praxis übertragen werden: Wenn eine Therapie unter kontrollierten Bedingungen wirksam ist, bedeutet dies nicht, dass dies gleichermaßen in der Praxis der Fall ist.
> - Die Wirksamkeit im Feld ist eigens nachzuweisen. Naturalistische Studien liefern wichtige Belege für die Wirksamkeit im Feld.
> - Die bisherigen an RCTs orientierten Schemata zur Einstufung der empirischen Evidenz sind nicht auf die Frage der Wirksamkeit im Feld (naturalistische Studien) anwendbar.
> - Für naturalistische Studien sind eigene Kriterien und Evidenzstufen zu formulieren.

Ein umfassender Zugang zu der Frage, welche Wirkfaktoren die Psychotherapie im Allgemeinen (und damit auch die Familientherapie/systemischen Therapie im Besonderen) von Belang sind, besteht darin, nach den *allgemeinen* Wirkfaktoren der Psychotherapie zu fahnden, was Pfammatter und Tschacher (2012) getan haben. Dabei verweisen sie auf das von Frank (1971) vorgeschlagene *Common Component Model,* bei dem es um folgende „ubiquitäre formale Aspekte der Psychotherapie“ geht, die entsprechende Erwartungsveränderungen bei Patienten hervorrufen. Im Einzelnen sind dies folgende Aspekte:

> - Psychotherapie findet in einem institutionalisierten, sozial legitimierten Kontext statt, der beim Patienten die Erwartung aufbaut, qualifizierte Hilfe zu bekommen.
> - Eine vertrauensvolle, emotional unterstützende Beziehung zwischen Hilfesuchendem und Helfer fördert diesen Glauben des Patienten an die Kompetenz des Therapeuten.
> - Ein plausibles Erklärungsschema (Mythos) für die Problematik des Patienten und eine nachvollziehbare Rationale zeigen dem Patienten einen gangbaren Problemlösungsweg auf.
> - Aus dem Erklärungsmodell abgeleitete Vorgehensweisen (Rituale) demonstrieren einerseits die Kompetenz des Therapeuten und fördern anderseits die Auseinandersetzung des Patienten mit seinen Problemen, die zu neuen Einsichten, Einstellungs- und Verhaltensweisen führt (Pfammatter & Tschacher, 2012, S. 70).

Selbst wenn in diesem Zitat von Patienten und Therapeuten im Singular die Rede ist, lassen sich die grundlegenden Voraussetzungen für Erwartungsveränderungen auch auf Therapeuten- und Patientensysteme mit multiplem „Personal“ übertragen, wie es in der Regel vor allem auch im Kontext von systemischen Familientherapien stattfindet.

Für von Sydow (2012, S. 117) besteht jenseits von RCT-Studien der „besondere Nutzen von systemischer Therapie/Familientherapie“ in folgenden Punkten:

- Ihre Wirksamkeit ist besonders gut dokumentiert bei der Behandlung von *schweren Störungen* wie Drogenabhängigkeit, Essstörungen, Störungen des Sozialverhaltens (sowie Delinquenz) und psychotischen Störungen.
- Systemische Therapie/Familientherapie wirkt nicht nur beim Indexpatienten, sondern auch auf die anderen Familienangehörigen. So werden Leid und Problemverhalten auch bei Angehörigen reduziert (z. B. Delinquenz von Geschwistern der Indexpatienten) [...].
- Durch systemische Therapie/Familientherapie werden kindliche, jugendliche und erwachsene Indexpatienten besser erreicht und in Therapien gehalten als in anderen Therapieverfahren.
- Systemische Therapie weist im Vergleich zu anderen Therapieverfahren eine niedrigere Sitzungszahl auf [...].
- Durch systemische Therapie/Familientherapie werden auch soziale und ethnische Randgruppen erreicht (z. B. „Multiproblemfamilien“, Migranten), die durch andere Therapieverfahren nicht erreicht werden [...].
- Von der systemischen Therapie/Familientherapie sind wesentliche Impulse, wie zum Beispiel die Förderung der Kontext- und Ressourcenperspektive [...] ausgegangen und von anderen Behandlungsformen aufgenommen worden [...].
- Aus den USA, Großbritannien und Deutschland liegen Hinweise auf die hohe Kosteneffektivität der systemischen Therapie/Familientherapie vor.

Im Hinblick auf systemische Vorgehensweisen muss nicht nur das Inventar an Interventionspraktiken (u. a. zirkuläre Fragen zum Verhalten und Denken, Möglichkeits- und hypothetische Fragen, Ressourcenorientierung, Umdeutung, systemische Aufstellungen) berücksichtigt werden, sondern auch die Qualität der Beziehungen des Therapeuten/teams zu den Klienten sowie auch umgekehrt die Qualität der Beziehung der Klienten zum Therapeuten/team.

Cormann (2014) hat hierzu die aus seiner Sicht fünf wichtigsten „Wirkfaktoren der systemisch integrativen Therapie“ beschrieben, die sich auf folgende Aspekte beziehen: (a) die grundlegende Kompetenz der Therapeutenpersönlichkeit u. a. als „Kommunikationsprofi“, (b) den räumlichen- und zeitlichen Aspekt des therapeutischen Settings, (c) die Phasen des Therapieablaufs von der Kontaktnahme bis zur Beendigung der Therapie, (d) die Methoden der therapeutischen Intervention wie z. B. Umdeuten, Doppeln und visualisierende Methoden und (e) das Bestehen auf der Mitverantwortlichkeit der Klienten.

Die Variabilität von Wirkfaktoren, die das Kompetenzniveau systemischer Therapeuten und Therapeutinnen betreffen, werden in RCT-Studien und Metaanalysen nicht oder kaum berücksichtigt. Hinzu kommt, dass die diagnostischen Verfahren, die in Prä-Post-Untersuchungen zur gleichen Thematik verwendet werden, zum Teil sehr verschieden sind. Dies ist für Metanalysen von großer Bedeutung, zumal wenn sie sich auf Studien beziehen, die verschiedene Kulturen in unterschiedlichen Ländern mit unterschiedlichen Lebensgewohnheiten zum Gegenstand haben.

Insofern sollte das Gold im „Goldstandard" von RCT-Studien und Metaanalysen zur systemischen Therapie unter Einschluss der systemischen Familientherapie einer kritischen Beurteilung auch dann unterzogen werden, wenn es – wie eingangs zu diesem Kapitel erwähnt – darum geht, in Deutschland die Kassenzulassung der systemischen Therapie/Familientherapie durch den Gemeinsamen Bundesauschuss (G-BA) zu erwirken.

Zusammenfassend lässt sich feststellen: Was zur nachhaltigen Fundierung einer systemischen Therapie/Familientherapie notwendig ist, bezieht sich vor allem auf eine praxisorientierte Forschung, die auf der Basis etablierter diagnostischer Verfahren beruht und nicht nur auf die *Effekte* systemisch orientierter therapeutischer Vorgehensweisen zurückgreift. Ebenso notwendig ist es, die *Unterschiedlichkeit von Lebenslagen und Beziehungskompetenzen* sowohl auf der Therapeuten- als auch auf der Klientenebene zu berücksichtigen.

Schlussbemerkung

Im Vorwort zu diesem Buch war die Rede von den beiden „ungleichen Schwestern“ mit den Namen „Familienpsychologie“ und „systemische Familientherapie“. Dass beide keine Zwillingsschwestern mit einem identischen genetischen Potenzial sind, dürfte nach der Lektüre dieses Buchs deutlich geworden sein. Dennoch gibt es viele und zugleich fruchtbare Berührungs- und Entwicklungspunkte der beiden „ungleichen Schwestern“, die – wie in einer Familie, in der unterschiedliche Temperamente und Interessen wertgeschätzt und auch wechselseitig gefördert werden – einen wichtigen Beitrag zu einer gedeihlichen positiven Entwicklung des ungleichen Geschwisterpaars leisten können.

Literatur

Albert, M., Hurrelmann, K., Quenzel, G. & TNS Infratest Sozialforschung (2015). *17. Shell Jugendstudie. Jugend 2015*. Frankfurt am Main: Fischer Taschenbuch.

Allgood, S., Parham, K.B., Salts, C.J. & Smith, T.A. (1995). The association of pretreatment change and unplanned termination in family therapy. *American Journal of Family Therapy, 23* (3), 195–202. http://doi.org/10.1080/01926189508251350

Amann, M., Hoffmann, C., Katschak, C., Müller, A.-K., Neukirch, R. & Stuff, B. (2015). Familie für alle. *Der Spiegel, 32*, S. 14–17.

Andersen, T. (Hrsg.). (2011). *Das reflektierende Team: Dialoge und Dialoge über Dialoge* (5. Aufl.). Dortmund: verlag modernes lernen.

Asen, E. & Scholz, M. (Hrsg.). (2017). *Handbuch der Multifamilientherapie*. Heidelberg: Carl-Auer Verlag.

Avinun, R. & Knafo, A. (2014). Parenting as a reaction evoked by children's genotype: A meta-analysis of children-as-twins studies. *Personality and Social Psychology Review, 18* (1), 87–102. http://doi.org/10.1177/1088868313498308

Bandura, A. (1997). *Self-efficacy: The exercise of control*. New York: W.H. Freeman.

Barslund, M., Busse, M., Schwarzwälder, J. (2015). *Arbeitsmobilität in Europa: Ausgleich wirtschaftlicher Ungleichgewichte* [Policy Brief]. Gütersloh: Bertelsmann Stiftung.

Barz, H. (2011). *Erziehungsziele und -stile im Wandel Hintergrundinformation zur Debatte über Amy Chua* [Präsentation]. Verfügbar unter https://tinyurl.com/barz-2011

Beelmann, W. & Lösel, F. (2004). *Elterntraining zur Förderung von Erziehungskompetenzen*. Universität Erlangen-Nürnberg: Institut für Psychologie.

Bergold, P., Rupp, M., Schneewind, K.A. & Wertfein, M. (2009). *Wirksamkeit der CD-ROM „Freiheit in Grenzen" zur Stärkung von Elternkompetenzen – eine kontrollierte Vergleichsstudie*. Bamberg: ifb-Materialien 2-2009.

Berndt, C. (2015). *Wie Kinder ihre Eltern erziehen*. Verfügbar unter https://tinyurl.com/berndt-2015 (Zugriff: 16.8.2017).

Bertram, H. (2000). Die verborgenen familiären Beziehungen in Deutschland: Die multilokale Mehrgenerationenfamilie. In: M. Kohli & M. Szydlik (Hrsg.), *Generationen in Familie und Gesellschaft* (S. 97–121). Opladen: Leske + Budrich.

Bleckwedel, J. (2015). *Systemische Therapie in Aktion*. Göttingen: Vandenhoeck & Ruprecht. http://doi.org/10.13109/9783666491375

Bodenmann, G. (2006). Die Folgen von Scheidung für Kinder aus psychologischer Sicht. In A. Rumo-Jungo & P. Pichonnaz (Hrsg.), *Kind und Scheidung* (S. 73–95). Zürich: Schultheiß.

Bodenmann, G. (2008). *Paarlife. Glücklich zu zweit trotz Alltagsstress*. Bestellbar über: www.paarlife.com

Bodenmann, G. (2015). *Paarlife. Stresspräventionstraining für Paare*. Verfügbar unter: http://www.paarlife.ch/wp-content/uploads/Pressemappe_Paarlife_2015.pdf (Zugriff: 16.8.2017).

Bodenmann, G. (2016). *Bevor der Stress uns scheidet. Resilienz in der Partnerschaft* (2. Aufl.). Göttingen: Hogrefe.

Bodenmann, G. (2017). *paarlife – Was Paare stark macht*. http://www.gesundheitspsychologie.net/index.php/de/datenbanken/praeventionsprogramme-fuer-erwachsene/24-paarlife (Zugriff: 18.8.2017).

Bodenmann, G., Bradbury, T.N. & Pihet, S. (2009). Relative contributions of treatment-related changes in communication skills and dyadic coping skills to the longitudinal course of marriage in the framework of marital distress prevention. *Journal of Divorce and Remarriage, 50*, 1–21. http://doi.org/10.1080/10502550802365391

Bodenmann, G. & Fux, C. (2015). *Was Paare stark macht* (5. Aufl.). Zürich: Beobachter Edition.

Bodenmann, G. & Shantinath, S.D. (2004). The Couples Coping Enhancement Training (CCET): A new approach to prevention of marital distress based upon stress und coping. *Family Relation, 53* (5), 477–484. http://doi.org/10.1111/j.0197-6664.2004.00056.x

Bollmann, V. (2012). *Schwestern. Zur Interaktion in lebenslangen Beziehungen* (S. 15–57). Wiesbaden: VS Verlag für Sozialwissenschaften.

Bonin, H. (2014). *Der Beitrag von Ausländern und zukünftiger Zuwanderung zum deutschen Staathaushalt*. Gütersloh: Bertelsmann Stiftung.

Borba, M. (1999). *Parents do make a difference*. San Francisco, CA: Jossey-Bass.

Brandl-Knefz, M. (2016). *Die Bedeutung der Großeltern im Leben von Kindern*. Verfügbar unter https://www.kita-fachtexte.de/uploads/media/KiTaFT_Brandl_Knefz_Grosseltern_2016.pdf (Zugriff: 10.05.2018)

Buchholz, M. (2003). *Da sitzt das kalte Herz!* Verfügbar unter www.zeit.de/2003/Hellinger-Haupttext (Zugriff am 18.8.2017).

Buehler, C., Anthony, C., Krishnakumar, a. Stone, G., Gerard, J. & Pemberton, S. (1997). Interparental conflict and youth problem behaviors: A meta-analysis. *Journal of Child and Family Studies, 6*, 233–247. http://doi.org/10.1023/A:1025006909538

Bührke, T. (2005). *Einstein und die Frauen*. Verfügbar unter https://tinyurl.com/buehrke-2005 (Zugriff: 19.8.2017).

Bullion, C. von (2016). Das Zuhause als Horror. *Süddeutsche Zeitung*. Verfügbar unter https://tinyurl.com/von-bullion-2016 (Zugriff: 27.8.2017).

Bundesinstitut für Bevölkerungsforschung (Hrsg.). (2013). *Familienleitbilder. Vorstellungen. Meinungen. Erwartungen*. Wiesbaden: Autor.

Bundeskriminalamt (Hrsg.). (2015). *Partnerschaftsgewalt. Kriminalstatistische Auswertung – Berichtsjahr 2015*. Wiesbaden: Autor.

Bundesministerium für Familie, Senioren, Frauen und Jugend (2014). *Gewalt gegen Frauen in Paarbeziehung*. Rostock: Publikationsversand der Bundesregierung.

Bundeszentrale für gesundheitliche Aufklärung (Hrsg.). (2013). *Expertise Gesundheitsfördernde Elternkompetenzen für das frühe Kindesalter*. Köln: Im Auftrag des Bundesministeriums für Gesundheit.

Bundeszentrale für politische Bildung (2012). *Die familiendemographische Entwicklung in Deutschland*. Verfügbar unter https://tinyurl.com/familiendemographie (Zugriff: 21.8.2016).

Calaprice, A. (Hrsg.). (2015). *Einstein sagt. Zitate, Einfälle, Gedanken*. München: Piper.

Caplan, G. (1964). *Principles of preventive psychiatry*. New York: Basic Books.

Carr, A. (2014a). The evidence base for family therapy and systemic interventions for child-focused problems. *Journal of Family Therapy, 36*, 107–157. http://doi.org/10.1111/1467-6427.12032

Carr, A. (2014b). The evidence base for couple therapy, family therapy and systemic interventions for adult-focused problems. *Journal of Family Therapy, 36*, 158–194. http://doi.org/10.1111/1467-6427.12032

Carr, A. (2016). How and why do family and systemic therapies work? *Australian & New Zealand Journal of Family Therapy, 37*, 37–55. http://doi.org/10.1002/anzf.1135

Carr, D., Freedman, V.A., Cornman, J.C. & Schwarz, N. (2014). Happy marriage, happy life? Marital quality and subjective well-being in later life. *Journal of Marriage and Family, 76* (5), 930–948. http://doi.org/10.1111/jomf.12133

Cohen, J. (1988). *Statistical power analysis for the behavioral sciences*. Hillsdale: Erlbaum.

Constantine, L.L. (1978). Family sculpture and relationship mapping techniques. *Journal of Marital and Family Counselling, 4*, 13–23. http://doi.org/10.1111/j.1752-0606.1978.tb00508.x

Continho, J. & Krell, C. (2011). *Anonyme Geburt und Babyklappen in Deutschland*. München: Deutsches Jugendinstitut.

Cormann, W. (2014). *Die 5 Wirkfaktoren der systemisch-integrativen Therapie und Beratung*. Stuttgart: Klett-Cotta.

Dattilio, F.M. (2009). *Cognitive behavioral therapy with couples and families*. New York: Guilford Press.

Deutscher Ethikrat. (2015). Ethikrat empfiehlt mehrheitlich eine Revision der § 173 StGB zum einvernehmlichen Geschwisterinzest. *Informationen und Nachrichten aus dem Deutschen Ethikrat, 16*, 1–3.

Deutscher Kinderschutzbund Bundesverband e.V. (Hrsg.). (2011). *Stärkung der psychischen Gesundheit von Kindern und Jugendlichen im Rahmen des Elternbildungsprogramms Starke Eltern – Starke Kinder* (S. 47). Berlin: Autor.

Diekmann, A. & Engelhardt, H. (1995). Die soziale Vererbung des Scheidungsrisikos. *Zeitschrift für Soziologie, 24*, 215–228. http://doi.org/10.1515/zfsoz-1995-0304

Diekmann, A. & Engelhardt, H. (2008). Alter der Kinder bei Ehescheidung der Eltern und soziale Vererbung des Scheidungsrisikos. In W. Bien & J.H. Marbach (Hrsg.), *Familiale Beziehungen, Familienalltag und soziale Netzwerke. Ergebnisse der drei Wellen des Familiensurvey. DJI-Familiensurvey* (Bd. 14, S. 223–240). Wiesbaden: VS, Verlag für Sozialwissenschaften.

Dittrich, K. (2017). Psychotherapieforschung. Die Frage der Nebenwirkungen. *Deutsches Ärzteblatt, PP, 16* (9), 438–439.

Dold, P. (2017). *Paar- und Familienberatung*. Berlin, Heidelberg: Springer. http://doi.org/10.1007/978-3-662-50482-6

Duss-von Werdt, J. (1980). Der Familienmensch: Identität und Familie. In J. Duss-von Werdt & R. Welter-Enderlin (Hrsg.), *Der Familienmensch* (S. 17–30). Stuttgart: Klett.

Ehrensaft, M.K., Knous-Westfall, H.M., Cohen, P. & Chen, H. (2015). How does child abuse history influence parenting of the next generation? *Psychology of Violence, 2* (1), 16–25. http://doi.org/10.1037/a0036080

Eiler, A.- K. (2014). *Geschwisterbeziehungen und ihre Bedeutung für die kindliche Entwicklung* [Bachelorarbeit]. Hochschule für Angewandte Wissenschaften, Hamburg. Verfügbar unter https://tinyurl.com/eiler-2014 (Zugriff: 16.9.2017).

Der Elternkurs „Förderung der Erziehungskompetenz“. (n.d.). Verfügbar unter https://www.effekt-training.de/elternkurs.html

Engl, J. & Thurmaier, F. (2007). *Gelungene Kommunikation ... damit die Liebe bleibt. Eine interaktive DVD zum Gelingen von Beziehungen für junge Paare*. München: Institut für Forschung und Kommunikationstherapie e.V.

Engl, J. & Thurmaier, F. (2010). *Gelungene Kommunikation ... damit die Liebe bleibt 2. Eine interaktive DVD für Paare in mehrjähriger Beziehung*. München: Institut für Forschung und Kommunikationstherapie e.V.

Engl, J. & Thurmaier, F. (2012). *Gelungene Kommunikation ... damit die Liebe bleibt 3. Eine interaktive DVD für Paare im (Un-)Ruhestand*. München: Institut für Forschung und Kommunikationstherapie e.V.

Engl, J. & Thurmaier, F. (2015). *Kommunikationstraining für Paare*. Verfügbar unter http://www.familienhandbuch.de/familie-leben/partnerschaft/gelingend/Kommunikationstraining fuerPaare.php (Zugriff: 16.9.2017).

Epstein, N.B. & Baucom, D.E. (2002). *Enhanced cognitive behavioral therapy with couples*. Washington DC: American Psychological Association.

Fend, H. & Berger, F. (2009). *Lebensläufe, Lebensbewältigung, Lebensglück*. Wiesbaden: VS, Verlag für Sozialwissenschaften. http://doi.org/10.1007/978-3-531-91547-0

Frank, J.D. (1971). Therapeutic factors in psychotherapy. *American Journal of Psychotherapy, 25*, 350–361. http://doi.org/10.1176/appi.psychotherapy.1971.25.3.350

Freud, S. (1954). *Abriss der Psychoanalyse: einführende Darstellungen*. Frankfurt: Fischer-Taschenbuch.

Frick, J. (2015). *Ich mag dich – du nervst mich. Geschwister und ihre Bedeutung für das Leben* (4., überarb. u. erg. Aufl.). Göttingen: Hogrefe.

Fuchs, W., Chattas, C., Reinert, D. & Widmann, C. (2012). *Studien zur Lebenssituation von Transsexuellen in NRW*. Köln: Ministerium für Gesundheit, Emanzipation, Pflege und Alter des Landes Nordrhein-Westfalen.

Gehrmann, J. (2014). *Kinder psychisch kranker Eltern: Die kleinen Angehörigen – zwischen Risiko u. Resilienz* [Präsentation]. Verfügbar unter https://tinyurl.com/gehrmann-2014

Gergen, K.J. & Gergen, M. (2009). *Einführung in den sozialen Konstruktionismus*. Heidelberg: Carl-Auer Verlag.

Gershoff, E.T. (2002). Punishment of parents and associated child behaviors and experiences: A metanalytic and theoretical review. *Psychological Bulletin, 128*, 539–579. http://doi.org/10.1037/0033-2909.128.4.539

Gottman, J.M., Coan, J., Carrere, S. & Swanson, C. (1998). Predicting marital happiness and stability form newlywed interactions. *Journal of Marriage and the Family, 60*, 5–22. http://doi.org/10.2307/353438

Grawe, K. (2000). *Psychologische Therapie* (2. Aufl.). Göttingen: Hogrefe.

Grüne Liste Prävention. (n.d.). *http://www.gruene-liste-praevention.de/nano.cms/datenbank/programm/18*. Verfügbar unter http://www.gruene-liste-praevention.de/nano.cms/datenbank/programm/18 (Zugriff: 24.10.2017).

Hahlweg, K. (2013). Langzeitwirksamkeit und Dissemination von Elternkompetenztrainings. In L. Correll & J. Lepperhoff (Hrsg.), *Frühe Bildung in der Familie. Perspektiven in der Eltern- und Familienbildung* (S. 239–252). Weinheim, Basel: Beltz Juventa.

Hansen, H. (2017). *A bis Z der Interventionen in der Paar- und Familientherapie. Ein Praxishandbuch* (5. Aufl.). Stuttgart: Klett-Cotta.

Hanswille, R. (n.d.). *Familientherapeutische Techniken und Ideen, 3.7 Geschichten, Metaphern, Witze*. Verfügbar unter https://tinyurl.com/hanswille (Zugriff: 10.05.2018).

Hantel-Quitmann, W. (2015). *Klinische Familienpsychologie*. Stuttgart: Klett-Cotta.

Harter, S. Waters, P.L., Pettitt, L.M., Whitesell, N., Kofkin, J. & Jordan, J. (1997). Autonomy and connectedness as dimensions of relationships styles in men and woman. *Journal of Social and Personal Relationships, 14* (2), 147–164. http://doi.org/10.1177/0265407597142001

Häussermann-Schuler, J. (2011). *Wunderfrage*. Verfügbar unter https://professionellegespraechsfuehrung.wordpress.com/2011/04/01/wunder-frage/(Zugriff: 12.1.2018).

Hedges, L.G. (1981). Distribution theory for Glass's estimator of effect size and related estimators. *Journal of Educational Statistics, 6* (2), 107–128. http://doi.org/10.3102/10769986006002107

Hellinger, B. (2015). *Ordnungen der Liebe: Ein Kursbuch* (11. Aufl.). Heidelberg: Carl-Auer Verlag.

Henggeler, S. W., Cunningham, P. B., Rowland, M. D. & Schoenwald, S. J. (2012). *Multisystemische Therapie bei dissozialem Verhalten von Kindern und Jugendlichen.* Berlin, Heidelberg: Springer. http://doi.org/10.1007/978-3-642-20147-9

Hildenbrand, B. (2015). *Einführung in die Genogrammarbeit* (4. Aufl.). Heidelberg: Carl-Auer-Systeme Verlag.

Hills, J. (2013). *Introduction to systemic and family therapy.* New York: Palgrave Macmillan. http://doi.org/10.1007/978-1-137-01560-0

Hilpert, P., Bodenmann, G., Nussbeck, F. N. & Bradbury, T. N. (2016). Improving personal happiness through couple intervention: A randomized controlled trial of a Self-directed Couple Enhancement Program. *Journal of Happiness Studies, 17* (1), 213–237. http://doi.org/10.1007/s10902-014-9591-7

Hötker-Ponath, G. (2014). *Gruppenarbeit mit Getrennten und Geschiedenen.* Stuttgart: Klett-Cotta.

Initiative Neue Soziale Marktwirtschaft (2014). *Faktensammlung: 10 Fakten zur Vereinbarkeit von Familie und Beruf.* Verfügbar unter http://www.insm.de/insm/kampagne/chancen-fuer-alle/argueliner-10-fakten-vereinbarkeit-familie-beruf.html (Zugriff: 20.9.2017).

Institut der deutschen Wirtschaft Köln e.V. (n.d.). *Tabelle: Geburten und Sterbefälle (Insgesamt) – Anzahl.* Verfügbar unter https://tinyurl.com/geburten-und-sterbefaelle

Institut für Qualität und Wirtschaftlichkeit im Gesundheitswesen (2017). *Systemische Therapie bei Erwachsenen als Psychotherapieverfahren. IQWiG-Berichte – Nr. 513.* Verfügbar unter https://tinyurl.com/IQWiG-2017

Jansen, E. (2014). *Familiengründung: „Neue Perspektiven" für Lesben und Schwule* [Interview]. Verfügbar unter https://tinyurl.com/jansen-2014

Jansen, E., Bruns, M., Greib, A. & Herbertz-Floßdorf, M. (2014). *Regenbogenfamilien – Alltäglich und doch anders. Beratungsführer für lesbische Mütter, schwule Väter und familienbezogene Fachkräfte* (2., komplett überarb. Aufl.). Familien- und Sozialverein des LSVD (Hrsg.). Köln: LSVD.

Job, A.-K., Engl, J., Thurmaier, F. & Hahlweg, K. (2014). Das Kommunikationstraining „Ein Partnerschaftliches Lernprogramm (EPL)" für Paare – Überblick über den Praxis- und Forschungsstand. *Report Psychologie, 39* (2), 58–69.

Kaiser, P. (2015). *Der Einfluss der Herkunftsfamilien auf die Partnerschaft.* https://tinyurl.com/Einfluss-der-Herkunftsfamilie (Zugriff: 12.9.2017).

Kaiser, M., Schneewind, K.A. & Reeb, C. (2015). Wie gut können Sie Beruf und Familie vereinbaren? *GEO Wissen, 56*, 110–113.

Kandler, C. (2013). *Persönlichkeitsentwicklung zwischen Anlage und Umwelt.* Berlin: epubli.

Kasten, H. (2003). *Geschwister, Vorbilder, Rivalen, Vertraute* (5. Aufl.). München: Reinhardt.

Keller, M. & Haustein, T. (2013). *Vereinbarkeit von Familie und Beruf. Ergebnisse des Mikrozensus 2012.* Wiesbaden: Statistisches Bundesamt.

Kiecolt-Glaser, J. K., Gouin, J. P. & Hantsoo, L. V. (2010). Close relationships, inflammation, and health. *Neuroscience and Biobehavioral Reviews, 35*, 33–38. http://doi.org/10.1016/j.neubiorev.2009.09.003

Köcher, R. (2009). *Generationenbarometer 2009* [Pressemappe]. Verfügbar unter www.familie-stark-machen.de/files/generationenbarometer09_pressemappe.pdf (Zugriff: 25.8.2017).

Krishnakumar, A. & Buehler, C. (2000). Interparental conflict and parenting behavior. A meta-analytic review. *Family Relations, 49*, 25–44. http://doi.org/10.1111/j.1741-3729.2000.00025.x

Kröger, F./Deutsche Gesellschaft für Systemische Therapie, Beratung und Familientherapie e.V. (n.d.) *Was heißt systemisch noch?* Verfügbar unter https://www.dgsf.org/service/was-heisst-systemisch/was-heisst-systemisch-noch

Leichsenring, F. & Rüger, U. (2004). Psychotherapeutische Behandlungsverfahren auf dem Prüfstand der Evidence Based Medicine (EBM). Gibt es nur einen Goldstandard? *Zeitschrift für*

Psychosomatische Medizin und Psychotherapie, 50 (2), 203–217. http://doi.org/10.13109/zptm.2004.50.2.203
Lenz, M. (2012). *Anlage-Umwelt-Diskurs*. Bad Heilbrunn: Klinkhardt.
Lenz, A. (2014). *Kinder psychisch kranker Eltern* (2. Aufl.). Göttingen: Hogrefe.
Letourneau, F.J., Ellis, D.A., Naar-King, S., Chapman, J.E., Cunningham, P.B. & Fowler, S. (2013). Multisystemic therapy for poorly adherent youth with HIV: Results from a pilot randomized controlled trial. *AIDS care, 25* (4), 507–514. http://doi.org/10.1080/09540121.2012.715134
Lind, I. (2001). *Späte Scheidung. Eine bindungstheoretische Analyse*. Münster: Waxmann.
Lösel, F. (2014). Frühe Prävention von Delinquenz oder Behandlung von Straftätern? Argumente für eine integrative Perspektive. In C. Baier & T. Mößle (Hrsg.), *Kriminologie ist Gesellschaftswissenschaft. Festschrift für Christian Pfeiffer* (S. 423–442). Baden-Baden: Nomos.
Lösel, F., Jaursch, S., Beelmann, A. & Weng, J. (2013). Praxisportrait: Das EFFEKT®-Elterntraining. In W. Stange, R. Krüger, A. Henschel, C. Schmitt (Hrsg.), *Erziehungs- und Bildungspartnerschaften. Praxisbuch zur Elternarbeit* (S. 384–390). Wiesbaden: Springer VS.
Lösel, F., Klindworth-Mohr, A. & Madl, M. (2014). Nachhaltige Prävention in Kindertageseinrichtungen: Das Programm Entwicklungsförderung in Familien – Eltern- und Kindertraining (EFFEKT). In W. Schubarth (Hrsg.), *Nachhaltige Prävention von Kriminalität, Gewalt und Rechtsextremismus* (S. 339–350). Potsdam: Universitätsverlag.
Lösel, F. & Runkel, D. (2011). Empirische Forschungsergebnisse im Bereich Elternbildung und Elterntraining. In W. Stange, R. Krüger, A. Henschel & C. Schmitt (Hrsg.), *Erziehungs- und Bildungspartnerschaften: Grundlagen und Strukturen von Elternarbeit* (S. 267–278). Wiesbaden: Springer VS.
Martin, A., Härter, M., Henningsen, P., Hiller, W., Kröner-Herwig, B. & Rief, W. (2013). *Psychotherapie somatoformer Störungen und assoziierter Syndrome*. Göttingen: Hogrefe.
Maslow, A.H. (1971). *Motivation und Persönlichkeit* (12. Aufl.). Hamburg: Rowohlt.
Maturana, H. & Varela, F. (2009). *Der Baum der Erkenntnis. Die biologischen Wurzeln menschlichen Erkennens*. Frankfurt: Fischer Taschenbuch.
McGoldrick, M., Gerson, R. & Petry, S. (2016). *Genogramme in der Familienberatung* (4. Aufl.). Göttingen: Hogrefe.
Mehrabian, A. (1967). Inference of attitudes form nonverbal communication in two channels. *Journal of Counselling Psychology, 31* (3), 248–252.
Mielenz, I. (2017). *Typisierung von Großeltern*. [Blogbeitrag] Verfügbar unter http://www.magazin66.de/2017/10/typisierung-von-grosseltern
Munoz, R.F., Mrazek, P.J. & Haggarty, R.J. (1996). Institute of Medicine report on prevention of mental disorders. *American Psychologist, 51*, 1116–1122. http://doi.org/10.1037/0003-066X.51.11.1116
Nerin, W.F. (1989). *Familienrekonstruktion in Aktion*. Paderborn: Junfermann.
Neumann, K. (2015). *Systemische Interventionen in der Familientherapie*. Berlin, Heidelberg: Springer. http://doi.org/10.1007/978-3-662-46474-8
Nowak, C. & Heinrichs, N. (2008). A comprehensive meta-analysis of triple p-positive parenting program using hierarchical linear modeling: Effectiveness and moderating variables. *Clinical Child and Family Psychology Review, 11* (3), 114–144. http://doi.org/10.1007/s10567-008-0033-0
Paoli, A., Leuchtmann, L. & Bodenmann, G. (2017). *In guten wie in schlechten Zeiten? Unterstützungsverhalten in Partnerschaften*. https://tinyurl.com/paoli-2017 (Zugriff: 20.9.2017).
Parke, R.D. & Buriel, R. (2006). Socialization in the family: Ethnic and ecological perspectives. In W. Damon (Ser. Ed.) & N. Eisenberg (Vol. Ed.), *Handbook of child psychology, Vol. 3., Social, emotion and personality development* (6th ed., pp. 429–504). Hoboken, NJ: Wiley.

Perrig-Chiello, P. (2017). *Großeltern – Garanten von Solidarität und Wohlbefinden in Familien.* Verfügbar unter https://tinyurl.com/grosseltern (Zugriff: 20.9.2017).

Pfammatter, M. & Tschacher, W. (2012). Wirkfaktoren der Psychotherapie – eine Übersicht und Standortbestimmung. *Zeitschrift für Psychiatrie, Psychologie und Psychotherapie, 60* (1), 67–76. http://doi.org/10.1024/1661-4747/a000099

Pinquart, M., Oslejsek, B. & Teubert, D. (2016). Efficacy of systemic therapy on adults with mental disorders: a meta-analysis. *Psychotherapy Research, 26* (2), 241–257. http://doi.org/10.1080/10503307.2014.935830

Prinzie, P., Stams, G.J.J.M., Dekovic, M., Reijntjes, A.H.A. & Belsky, J. (2009). The relations between parents Big Five personality factors and parenting: A meta-analytic review. *Journal of Personality and Social Psychology, 97* (2), 351–362. http://doi.org/10.1037/a0015823

Prior, M. (2013). *Beratung und Therapie optimal vorbereiten und Interventionen vor dem ersten Gespräch* (6., unveränd. Aufl.). Heidelberg: Carl-Auer Verlag.

Prognos (2016). *Zukunftsreport Familie 2030. Kurzfassung.* Verfügbar unter https://tinyurl.com/zukunftsreport-2030 (Zugriff: 20.9.2017).

Rauer, W. (2009). *Elternkurs „Starke Eltern – Starke Kinder". Wirkungsanalysen bei Eltern und ihren Kindern in Verknüpfung mit Prozessanalysen in den Kursen; eine bundesweite Studie.* Würzburg: Ergon.

Redshaw, S. (2007). „Cleaning your glasses": A prerequisite for „catching your child being good". *Australian and New Zealand Journal of Family Therapy, 28*, 28–34. http://doi.org/10.1375/anft.28.1.28

Retzlaff, R., Sydow, K. von, Beher, S., Haun, M.V.V. & Schweitzer, J. (2013). The efficacy of systemic therapy for internalizing and other disorders of childhood and adolescence: a systematic review of 38 randomized trials. *Family Process, 52* (4), 619–652. http://doi.org/10.1111/famp.12041

Robert Koch Institut (Hrsg.). (2012). *Die Gesundheit von Erwachsenen in Deutschland.* Berlin: Rucksaldruek.

Römer, A. (2008, 07. November). *Die Folgen von Gewalt. Psychologie-heute.de.* Verfügbar unter https://tinyurl.com/folgen-von-gewalt (Zugriff: 16.8.2017)

Rotthaus, W. (n.d.). *Was bedeutet systemisch?* Verfügbar unter https://www.dgsf.org/service/was-heisst-systemisch (Zugriff: 8.1.2018).

Ryan, R.M. & Deci, R.L. (2000). Self-determination theory and the facilitation of intrinsic motivation, social development, and well-being. *American Psychologist, 55*, 68–78. http://doi.org/10.1037/0003-066X.55.1.68

Sanders, M.R. & Mazzucchelli, G. (Eds.). (2017). *The power of positive parenting in transforming the lives of children, parents and communities. The Triple P system in action.* New York: Oxford University Press.

Sartorius & Ochs (2013). *Bermudadreieck? – Kinder in Familien mit psychischer Erkrankung* [Präsentation]. Verfügbar unter https://tinyurl.com/sartorius-ochs (Zugriff: 27.8.2017)

Satir, V. (2013). *Selbstwert und Kommunikation. Familientherapie für Berater und zur Selbsthilfe* (21. Aufl.). Stuttgart: Klett-Cotta.

Schindler, L., Hahlweg, K. & Revenstorf, D. (1998). *Partnerschaftsprobleme.* Berlin, Heidelberg: Springer. http://doi.org/10.1007/978-3-662-09211-8

Schindler, H., Loth, W. & Schlippe, J. von (2011). *Systemische Horizonte.* Göttingen: Vandenhoeck & Ruprecht.

Schlack, R., Rüdel, J. Karger, A. & Hölling, H. (2013). Körperliche und psychischen Gewalterfahrungen in der deutschen Erwachsenenbevölkerung. *Bundesgesundheitsblatt, 56*, 755–764. http://doi.org/10.1007/s00103-013-1691-8

Schlippe, A. von (2009). Familienberatung und -therapie: Innovative Konzepte für nachhaltige Veränderungen. In K.A. Schneewind (Hrsg.), *Familien in Deutschland. Beiträge aus familienpsychologischer Sicht* (S. 64–67). Berlin: Deutscher Psychologen Verlag.

Schlippe, A. von & Schweitzer, J. (2007). *Lehrbuch der systemischen Therapie und Beratung* (10. Aufl.). Göttingen: Vandenhoeck & Ruprecht.

Schlippe, A. von & Schweitzer, J. (2016). *Lehrbuch der systemischen Therapie und Beratung I. Das Grundlagenwissen* (3., unveränd. Aufl.). Göttingen: Vandenhoeck & Ruprecht. http://doi.org/10.13109/9783666401855

Schlippe, A. von & Schweitzer, J. (2017). *Systemische Interventionen* (3. Aufl.). Göttingen: Vandenhoek & Ruprecht.

Schmahl, F. (2012). *Verbundenheit und Autonomie in Paarbeziehungen. Bedingungen und Folgen partnerschaftlicher Bedürfniserfüllung.* Berlin: Köster.

Schmidt-Denter, U. (2005). Soziale Beziehungen im Lebenslauf. *Lehrbuch der sozialen Entwicklung* (4. Aufl.). Weinheim, Basel: Beltz, PVU.

Schneewind, K.A. (1988). Das familiendiagnostische Testsystem (FDTS): Ein Fragebogeninventar zur Erfassung familiärer Beziehungsaspekte auf unterschiedlichen Systemebenen. In M. Cierpka (Hrsg.), *Familiendiagnostik* (S. 320–347). Heidelberg: Springer.

Schneewind, K.A. (1998). Hellinger als tausend Sonnen oder die Faszination des Simplen. Eine „Hommage" an den Familientherapeuten Bert Hellinger. *Kontext, 30*, 136–148.

Schneewind, K.A. (2002). Freiheit in Grenzen – Wege zu einer wachstumorientierten Erziehung. In H.-G. Krüsselberg & H. Reichmann (Hrsg.), *Zukunftsperspektive Familie und Wirtschaft* (S. 213–262). Grafschaft: Vektor-Verlag.

Schneewind, K.A. (2003). *Freiheit in Grenzen. Eine interaktive CD-ROM/DVD zur Stärkung elterlicher Erziehungskompetenzen mit Kindern zwischen 6 und 12 Jahren.* München: 3c, Creative Communication Concepts GmbH.

Schneewind, K.A. (2005). *Freiheit in Grenzen. Eine interaktive CD-ROM/DVD zur Stärkung elterlicher Erziehungskompetenzen für Eltern von Jugendlichen.* München: 3c, Creative Communication Concepts GmbH.

Schneewind, K.A. (2007). *Freiheit in Grenzen. Eine interaktive CD-ROM/DVD zur Stärkung von Erziehungskompetenzen für Eltern mit Kinder im Vorschulalter.* München: Preview Production GbR.

Schneewind, K.A. (2010). *Familienpsychologie* (3. Aufl.). Stuttgart: Kohlhammer.

Schneewind, K.A. (2012). Familienpsychologie – Brückenschläge zwischen Forschung und Anwendung. *Familiendynamik, 37* (2), 104–112.

Schneewind, K.A. (2013). Problemfeld „Vereinbarkeit von Familie und Beruf" – Welchen Beitrag können Familien leisten? *Report Psychologie, 38* (9), 244–253.

Schneewind, K.A. (2016). Familienpsychologie – Skizze einer „querliegenden" psychologischen Disziplin. *Familiendynamik, 41* (3), 2–13.

Schneewind, K.A. (2017). Familienklima. Ein zentrales Merkmal des Familienlebens mit Auswirkungen auf die Entwicklung von Kindern und Jugendlichen. *News & Science, 43* (1), 4–7.

Schneewind, K.A. (2018a). Die gefährdete Spezies „Familie". *Sozialpädagogische Impulse 1/20*, 10–12.

Schneewind, K.A. (2018b). *Wie gehe ich mit „schwierigen" Menschen um? Wege aus der Ärgerfalle.* Hamburg: tredition.

Schneewind, K.A. & Böhmert, B. (2016a). *Kinder im Grundschulalter kompetent erziehen. Der interaktive Elterncoach „Freiheit in Grenzen"* (3. Aufl.). Göttingen: Hogrefe.

Schneewind, K.A. & Böhmert, B. (2016b). *Kinder im Vorschulalter kompetent erziehen. Der interaktive Elterncoach „Freiheit in Grenzen"* (3. Aufl.). Göttingen: Hogrefe.

Schneewind, K.A. & Böhmert, B. (2016c). *Jugendliche kompetent erziehen. Der interaktive Elterncoach „Freiheit in Grenzen“* (2. Aufl.). Göttingen: Hogrefe.

Schneewind, K.A. & Gerhard, A.-K. (2002). Relationship personality, conflict resolution and marital satisfaction in the first five years of marriage. *Family Relations, 51*, 63–71. http://doi.org/10.1111/j.1741-3729.2002.00063.x

Schneewind, K.A., Graf, J. & Gerhard, A.-K. (2000). Entwicklung von Paarbeziehungen. In P. Kaiser (Hrsg.), *Partnerschaft und Paartherapie* (S. 97–111). Göttingen: Hogrefe.

Schneewind, K.A. & Kruse, J. (2002). *Die Paarklimaskalen (PKS)*. Bern: Huber.

Schneewind, K.A., Reeb, C. & Kupsch, M. (2010). Bidirectional work-family spillover and work-family balance: How are they related to personal distress and global stress? *Family Science, 1*, 123–134. http://doi.org/10.1080/19424620.2010.540087

Schneewind, K.A. & Schlippe, A. von (2012). Familienpsychologie und systemische Familientherapie – zwei „ungleiche Schwestern“. *Familiendynamik, 37* (2), 81.

Schneewind, K.A. & Wunderer, E. (2003a). Bedingungen von „wahrgenommener Positivität“ und „Konfliktkompetenz“ in Ehebeziehungen. *Zeitschrift für Familienforschung, 15* (3), 191–219.

Schneider, N.F. (2012). Was ist Familie? Eine Frage von hoher gesellschaftlicher Relevanz. In S. Hradil & A. Hepp (Hrsg.), *Dossier: Deutsche Verhältnisse. Eine Sozialkunde* (S. 96–97). Bonn: Bundeszentrale für politische Bildung.

Schneider, N.F. (2015, 28. Mai). *Vielfalt der Familie.* [für bpb.de, Creative Common Lizenz: by-nc-nd/3.0/]. Verfügbar unter https://tinyurl.com/vielfalt-2015 (Zugriff: 09.05.2018).

Schofield, T.J., Conger, R.D. & Neppl, T.K. (2014). Positive parenting, beliefs about parental efficacy, and active coping: Three sources of intergenerational resilience. *Journal of Family Psychology, 28* (6), 973–978. http://doi.org/10.1037/fam0000024

Schweitzer, J. & Ochs, M. (2012). „Forschung für Systemiker“ oder „systemisch forschen“? Unser Buchtitel als erkenntnistheoretisches Problem und forschungspraktische Herausforderung. In M. Ochs & J. Schweitzer (Hrsg.), *Handbuch für Systemiker* (S. 17–32). Göttingen: Vandenhoeck & Ruprecht.

Schwing, R. & Fryszer, A. (2017). *Systemisches Handwerk* (8. Aufl.). Göttingen: Vandenhoeck & Ruprecht. http://doi.org/10.13109/9783666453724

Seelig, L. (2010, 7. Dezember). Vater, Vater, Mutter, Kind. *Zeit Online*. Verfügbar unter http://www.zeit.de/lebensart/partnerschaft/2010-12/polyamorie

Seiffge-Krenke, I. & Schneider, N.F. (2012). *Familie – nein danke?!*. Göttingen: Vandenhoek & Ruprecht.

Seiffge-Krenke, I., Beher, S. & Skaletz, C. (2007). Die Wirksamkeitsforschung von systemischer Therapie/Familientherapie: Zeitbezogene Trends und Unterschiede in der Qualität von Studien zu verschiedenen Behandlungsmodellen. *Zeitschrift für Familienforschung, 19* (2), 231–246.

Selvini-Palazzoli, M., Boscolo, L., Cecchin, G. & Prata, G. (2011). *Paradoxon und Gegenparadoxon: Ein neues Therapiemodell für die Familie mit schizophrener Störung* (12. Aufl.). Stuttgart: Klett-Cotta.

Sexton, T.L. & Stanton, M. (2016). Systems theories. In J.C. Norcross, G.R. VandenBos, D.K. Freedheim & B.O. Olatunji (Eds.), *APA handbooks in psychology. APA handbook of clinical psychology: Theory and research* (pp. 213–239). Washington, DC: American Psychological Association.

Simon, F.B., Clement, U. & Stierlin, H. (2004). *Die Sprache der Familientherapie. Ein Vokabular* (6. Aufl.). Stuttgart: Klett-Cotta.

Sonnenmoser, M. (2014). Systemische und Familientherapie: Vielfältig und wegweisend. *Deutsches Ärzteblatt, (5)*, 217–218.

Spiegel Online. (2015, 27. März). *Deutscher Arbeitsmarkt braucht mehr Ausländer*. Verfügbar unter https://tinyurl.com/533000 (Zugriff: 18.9.2017).

Starke Eltern-Starke Kinder im Internet. *Stichwort „Evaluationsergebnisse“* (n. d.) Verfügbar unter https://tinyurl.com/sesk1

Statistisches Bundesamt. (2014). *Pressemitteilung Nr. 288: 2013: Jugendämter führten rund 116 000 Gefährdungseinschätzungen für Kinder durch*. Verfügbar unter https://tinyurl.com/jugendaemter

Statistisches Bundesamt (2016a, 15. Juli). *Pressemitteilung Nr. 249: Ehescheidungen nahmen 2015 um 1,7% ab*. Wiesbaden: Autor.

Statistisches Bundesamt (2016b, 4. Oktober). *Pressemitteilung Nr. 354: 2015: Anstieg der Verfahren zur Kindeswohlgefährdung um 4,2%*. Wiesbaden: Autor.

Statistisches Bundesamt (2017a). *94 000 Paare leben in einer gleichgeschlechtlichen Lebensgemeinschaft*. Verfügbar unter https://tinyurl.com/94000-paare

Statistisches Bundesamt (2017b). *Bevölkerungsentwicklung bis 2060 – Ergebnisse der 13. koordinierten Bevölkerungsvorausberechnung – Aktualisierte Rechnung auf Basis 2015*. Verfügbar unter https://tinyurl.com/13-2060

Statistisches Bundesamt (2017c). *Bevölkerung und Erwerbstätigkeit. Statistik der rechtskräftigen Beschlüsse in Eheauflösungssachen (Scheidungsstatistik) und Statistik der Aufhebung von Lebenspartnerschaften*. Verfügbar unter https://www.destatis.de/GPStatistik/receive/DESerie_serie_000 00434

Statistisches Bundesamt (2017d, 15. Januar). *Pressemitteilung Nr. 408: Mehr Geburten und weniger Sterbefälle im Jahr 2016*. Verfügbar unter https://tinyurl.com/408-2016

Statistisches Bundesamt. (2018). *Pressemitteilung 115: Geburtenanstieg setzte sich 2016 fort*. Verfügbar unter https://tinyurl.com/geburtenanstieg

Stemmler, M., Beelmann, A., Jaursch, S., Lösel, F., Runkel, D. & Kabackci-Kara, F. (2010). Evaluation von EFFEKT Entwicklungsförderung in Familien: Eltern und Kindertraining. *Berliner Forum Gewaltprävention, 41*, 100–106. Verfügbar unter https://tinyurl.com/evaluation-effekt

Stierlin, H. (1975). *Von der Psychotherapie zur Familientherapie*. Stuttgart: Klett-Cotta.

Stiftung für Zukunftsfragen (2013). Kein Geld und keine Karriere – Weshalb die Deutschen keine Kinder bekommen. *Newsletter Ausgabe 248*, 34. Jahrgang. Verfügbar unter https://tinyurl.com/weshalb-die-deutschen

Stocker, F. (2017). Das ändert sich durch die Ehe für alle konkret. *Welt.de*. Verfügbar unter https://tinyurl.com/stocker-2017

Stratton, P. (2016). *The evidence base of family therapy and systemic practice*. Warrington: Association for Family Therapy & Systemic Practice.

Suter, C. & Höpflinger, F. (2008). Kindheit und Jugend im Generationenverbund: Familie, Schule, Freizeit. In P. Perrig-Chiello, F. Höpflinger & C. Suter (Hrsg.), *Generationen – Strukturen und Beziehungen. Generationenbericht Schweiz* (S. 94–135). Zürich: Seismo.

Sydow, K. von (2012). Evaluationsforschung zur Wirksamkeit systemischer Psychotherapie. In M. Ochs & J. Schweitzer (2012). *Handbuch Forschung für Systemiker* (S. 105–122). Göttingen: Vandenhoek & Ruprecht.

Sydow, K. von (2015). *Systemische Therapie*. München: Ernst Reinhardt Verlag.

Sydow, K. von, Beher, S., Retzlaff, R. & Schweitzer, J. (2007). *Die Wirksamkeit der Systemischen Therapie/Familientherapie*. Göttingen: Hogrefe.

Sydow, K. von, Beher, S., Schweitzer, J. & Retzlaff, R. (2010). The efficacy of systemic therapy with adult patients: A meta-content analysis of 38 randomized controlled trials. *Family Process, 49* (4), 457–485. http://doi.org/10.1111/j.1545-5300.2010.01334.x

Sydow, K. von, Retzlaff, R., Beher, S., Haun, M. & Schweitzer, J. (2013). The efficacy of systemic therapy for childhood and adolescent externalizing disorders: A systematic review of 47 RCT. *Family Process, 52* (4), 576–618. http://doi.org/10.1111/famp.12047

Systemische Gesellschaft. Systemische Methoden. (n.d.). Verfügbar unter https://systemische-gesellschaft.de/systemischer-ansatz/methoden/#andere

Thoburn, J.W. & Sexton, T.L. (2016). *Family psychology. Theory, research, and practice.* Santa Barbara, CA: Praeger.

Tomm, K. (2009). *Die Fragen des Beobachters: Schritte zu einer Kybernetik zweiter Ordnung in der systemischen Therapie* (5. Aufl.). Heidelberg: Carl-Auer Verlag.

Die Top 10 der Scheidungsgründe. (n.d.). Verfügbar unter https://www.scheidung.de/scheidungs-news/die-top-10-der-scheidungsgruende.html (Zugriff: 21.9.2017).

Triple P auf einen Blick. (n.d.). Verfügbar unter https://www.triplep.de/de-de/triple-p-auf-einen-blick/ (Zugriff: 10.05.2018)

Triple P im Internet: Stichwort „Evidenzbasiert". (n.d.). Verfügbar unter http://www.triplep.de/de-de/was-kann-triple-p/evidenzbasiert/ (Zugriff: 10.05.2018).

Das Triple P-System. (n.d.). Verfügbar unter http://www.triplep.de/de-de/was-kann-triple-p/das-triple-p-system/

Triple P Wichtigste Forschungsergebnisse. (n.d.). Verfügbar unter https://tinyurl.com/triplep-forschung (Zugriff: 10.05.2018).

Vorwerk Familienstudie. (2010). *Ergebnisse einer repräsentativen Bevölkerungsumfrage zur Familienarbeit in Deutschland.* Wuppertal: Vorwerk & Co. KG. Verfügbar unter https://tinyurl.com/Familienstudie-2010

Vorwerk Familienstudie. (2012). *Ergebnisse einer repräsentativen Bevölkerungsumfrage zur Familienarbeit in Deutschland.* Wuppertal: Vorwerk & Co. KG. Verfügbar unter https://tinyurl.com/Familienstudie-2012

Watson, J.R. (1930). *Behaviorism* (rev. Ed.). Chicago: University of Chicago Press.

Weber, G., Schmidt, G. & Simon, F.R. (2013). *Aufstellungsarbeit revisited ... nach Hellinger?* (2. Aufl.). Heidelberg: Carl-Auer-Systeme Verlag.

Weick, S. (2016). Einstellungen zu Familien und Lebensformen. In *Datenreport 2016: Ein Sozialbericht für die Bundesrepublik Deutschland* (S. 74–77). Bonn: Bundeszentrale für politische Bildung.

Weitzel, P./Deutsche Gesellschaft für Transidentität und Intersexualität dgti e.V. (2017). *Das Phänomen Transidentität in (kultur-)historischer Perspektive und die Konsequenzen für das christliche Weltbild* (S. 7–8). Mainz-Kastl: Autor.

Wertfein, M. (2006). *Emotionale Entwicklung im Vor- und Grundschulalter im Spiegel der Eltern-Kind-Interaktion* [Dissertation]. Ludwig-Maximilian-Universität, München. Verfügbar unter https://edoc.ub.unimuenchen.de/5997/1/Wertfein_Monika.pdf (Zugriff: 15.5.2018).

Wiedenhöft, S. (n.d.). *Transsexuelle Eltern: So leben Nina und ihre Familie. Eltern.* Verfügbar unter http://www.eltern.de/ich-bin-nina-papa-von-vier-kindern-galerie

Wienands, A. (2002). Palo Alto: Die Wiege systemischen Denkens. *Zeitschrift für systemische Therapie, 20* (4), 236–244.

Wimmer, R. (2001). Organisationsberatung – eine ‚unmögliche' Dienstleistung, In T.M. Bardmann & T. Groth (Hrsg.). *Zirkuläre Positionen 3 – Organisation, Management und Beratung* (S. 197–220). Wiesbaden: Westdeutscher Verlag.

Wustmann, C. (2006). *Resilienz.* Verfügbar unter http://www.akademinis.de/input/resilienz.pdf

Zähringer, N. (2015, 25. November). Relativitätstheorie fiel ihm leichter als Ehe. *Welt.de.* Verfügbar unter https://tinyurl.com/zaehringer-2015

Die Zukunft der Familie. Forsa-Studie im Auftrag der Zeitschrift ELTERN (2015). [Präsentation]. Verfügbar unter https://tinyurl.com/zukunft-familie

Sachregister

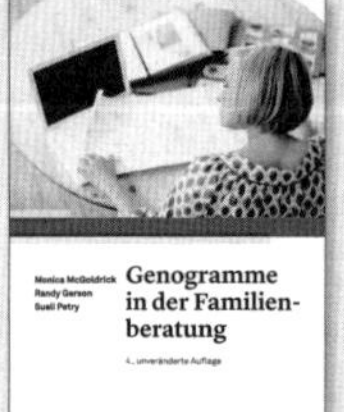

Monica McGoldrick / Randy Gerson / Sueli Petry
Genogramme in der Familienberatung

4., unveränd. Aufl. 2016, 352 Seiten,
€ 44,95 / CHF 55.90
ISBN 978-3-456-85669-8

Im Buch wird erklärt, wie man Genogramme zeichnet, im Gespräch die richtigen Fragen stellt und die Ergebnisse interpretiert – ein unschätzbarer Leitfaden für die therapeutische Arbeit.

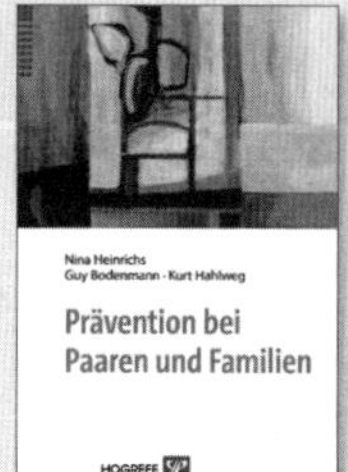

Nina Heinrichs / Guy Bodenmann / Kurt Hahlweg
Prävention bei Paaren und Familien

2008, 254 Seiten,
€ 24,95 / CHF 35.50
ISBN 978-3-8017-2106-0
Auch als eBook erhältlich

Das Buch verschafft einen Überblick im Bereich der Prävention bei Paaren und Familien. Es vermittelt aktuelles Wissen zu bestehenden Präventionsprogrammen sowie deren Indikation, Inhalt und Wirksamkeit.

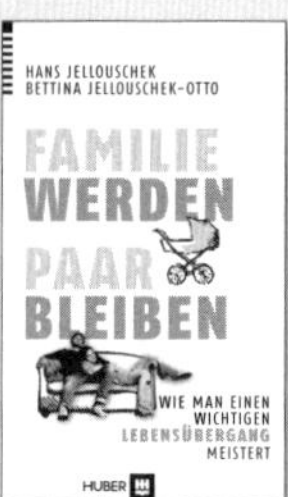

Hans Jellouschek / Bettina Jellouschek-Otto
Familie werden – Paar bleiben
Wie man einen wichtigen Lebensübergang meistert

2014, 184 Seiten, € 24,95 / CHF 35.50
ISBN 978-3-456-85388-8
Auch als eBook erhältlich

In diesem Ratgeber erklären die Bestsellerautoren, was sich für Paare beim ersten Kind in ihrer Beziehung ändert und wie sie diese kritische Lebensphase gut bewältigen können.

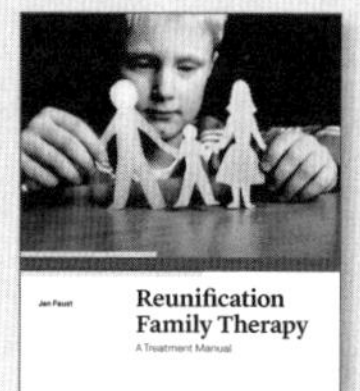

Jan Faust
Reunification Family Therapy
A Treatment Manual

2018, XII/148 Seiten, Großformat,
€ 46,95 / CHF 58.50
ISBN 978-0-88937-491-1
Auch als eBook erhältlich

A unique, evidence-based treatment manual for repairing parent–child relationships. The manual expertly guides clinicians through pretreatment decisions and processes to enable them to decide where, when, and in what form reunification therapy is appropriate.

www.hogrefe.com

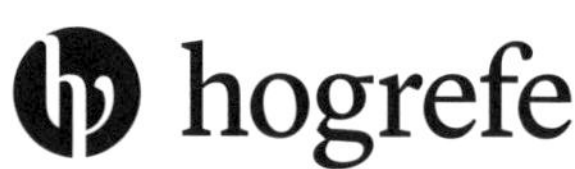